CONTRIBUTION A L'ÉTUDE

DU TRAITEMENT

DES

LUXATIONS DE L'ÉPAULE

COMPLIQUÉES DE

Fractures de l'extrémité supérieure de l'Humérus

PAR

Le Dr Adrien ROUALET

LYON

A. REY & Cie, IMPRIMEURS-ÉDITEURS DE L'UNIVERSITÉ
4, RUE GENTIL, 4

1901

CONTRIBUTION A L'ÉTUDE

du traitement des

LUXATIONS DE L'ÉPAULE

COMPLIQUÉES DE

Fractures de l'extrémité supérieure de l'humérus

CONTRIBUTION A L'ÉTUDE

DU TRAITEMENT

DES

LUXATIONS DE L'ÉPAULE

COMPLIQUÉES DE

Fractures de l'extrémité supérieure de l'Humérus

PAR

Le Dr Adrien ROUALET

LYON

A. REY & Cie, IMPRIMEURS-ÉDITEURS DE L'UNIVERSITÉ
4, RUE GENTIL, 4

1901

Radiographie (Obs. I).

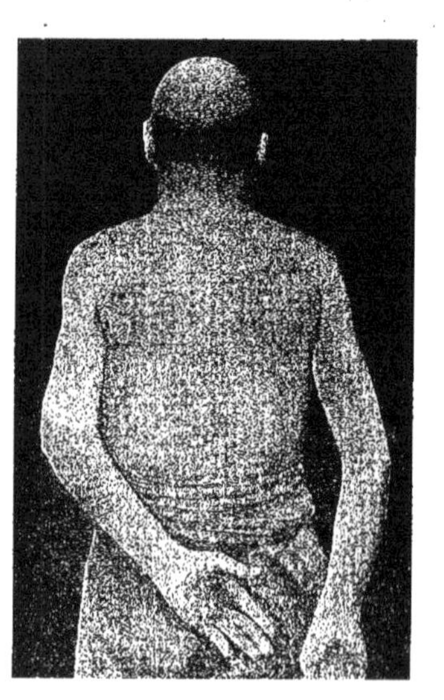 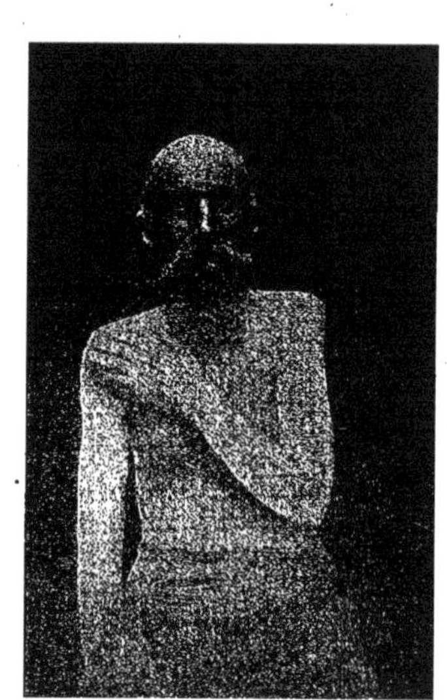

INTRODUCTION

La question du traitement des luxations de l'épaule
compliquées de fractures de l'extrémité supérieure de
l'humérus n'est pas nouvelle, tant s'en faut. Elle s'est
déjà posée bien des fois à propos des cent dix-huit cas
que nous avons pu réunir dans la littérature médicale.
Elle a suscité jusqu'à ce jour une foule de travaux. La
plupart des grands chirurgiens de notre époque, Bonnet, Boyer, Malgaigne, Lenoir, Richet, Delpech, Ollier,
et bien d'autres ont consacré quelques pages, soit dans
des monographies, soit dans diverses publications, à ce
chapitre de la chirurgie sur lequel il reste cependant
encore bien des choses à dire.

Les uns se sont occupés du diagnostic ; les autres, et
c'est le plus grand nombre, ont essayé de trouver une
méthode de traitement applicable à la généralité des
cas.

On a préconisé les méthodes de douceur, et les
anciens chirurgiens ne songeaient pas à intervenir
hâtivement et vigoureusement, ils ne réduisaient même
la luxation qu'après consolidation partielle de la fracture. Peu à peu, ils se sont décidés à agir et à réduire
la luxation coûte que coûte dès le début, c'est la période

de transition : aujourd'hui encore, les chirurgiens prudents agissent ainsi dans la plupart des cas. Mais depuis quelques années, pour peu que la tête humérale soit fortement déplacée, on exige beaucoup de temps et d'efforts pour se laisser réduire, il est presque de règle de la supprimer. Appuyés sur les progrès de l'antisepsie et de l'asepsie, se basant sur le peu de danger de l'intervention sanglante, les partisans de cette méthode tendent à s'engager dans cette voie à la suite de Morton, de Poirier et de Delorme, et prétendent obtenir de beaux et rapides succès par ce traitement, dans tous les cas où ils ne peuvent obtenir la réduction de la luxation, alors même que les malades ne présenteraient pas de symptômes de lésions nerveuses ou vasculaires.

Nous voici bien loin de l'époque où Pasicrates, au premier siècle avant l'ère chrétienne, proposait timidement de réduire, si possible, la luxation et de traiter ensuite la fracture, méthode reprise d'ailleurs il y a un demi-siècle par Richet.

L'intervention sanglante, tentée plusieurs fois par M. le professeur agrégé Gangolphe pour des cas analogues à ceux dont nous parlons, en particulier pour un cas de luxation irréductible de l'épaule, lui ayant donné un résultat peu satisfaisant au point de vue fonctionnel, il eut l'idée d'appliquer aux luxations de l'épaule compliquées de fractures de l'extrémité supérieure de l'humérus, le traitement par la mobilisation précoce, dès que les phénomènes douloureux et inflammatoires avaient en partie disparu. Ce traitement utilisé dans trois cas où cette lésion avait été nettement diagnostiquée et où la réduction eût été difficile à obtenir, a donné des résultats encourageants. La création d'une néarthrose par des mouvements bien conduits et pratiqués de bonne heure a rendu à l'épaule à peu près toute sa force et ses mouvements dans un laps de temps relativement court.

Aujourd'hui même, un cas analogue se présentant dans le service, il en profite pour nous faire étudier de très près cette méthode de guérison.

Ce sujet est, nous l'avouons, très délicat et il est certain qu'il donnera lieu à de nombreuses critiques et à de nombreuses réclamations, d'autant plus qu'il n'a jamais été nettement décrit tel que nous le comprenons, depuis cinquante ans que l'on s'occupe sérieusement de la question. Toutefois, nous serons heureux si nous pouvons faire accepter ce traitement simple et pratique réservé surtout aux cas où la réduction est un peu difficile, et nous croirons avoir atteint le but que nous a proposé notre maître, si certains malades en retirent quelque bénéfice, alors qu'ils n'osent courir le risque d'une opération ou qu'une contre-indication quelconque à l'ablation de la tête humérale les laisserait infirmes pour le reste de leur vie.

D'ailleurs, les bons conseils ne nous manqueront pas au cours de ce petit travail et nous comptons un peu sur l'expérience et les lumières de notre cher maître qui a toujours été bon pour nous et nous prodigue encore tous les jours ses conseils à la fois si sages et si pratiques.

En terminant, nous devons un respectueux hommage à la mémoire de M. le professeur Ollier, auprès duquel nous avons appris les premiers principes de la chirurgie osseuse et dont notre maître était l'ami et l'un des disciples préférés.

Nos remerciements les plus sincères et notre profonde reconnaissance sont acquis à M. le professeur Tripier qui a bien voulu nous faire l'honneur d'accepter la présidence de notre thèse. Nous en sommes d'autant plus heureux que son regretté frère, Léon Tripier, professeur de clinique chirurgicale de l'Hôtel-Dieu de Lyon, a traité la question qui nous intéresse au Congrès de Chirurgie de 1886.

Merci enfin à tous nos maîtres de la Faculté et des Hôpitaux civils et militaires qui se sont évertués à nous inculquer les éléments de la médecine et de la chirurgie.

DIVISION DU SUJET

Après un aperçu historique un peu détaillé, surtout en ce qui concerne les méthodes récentes, nous rapporterons les observations fondamentales de notre thèse.

Puis nous aborderons l'étude de l'étiologie, du mécanisme et de l'anatomie pathologique de la lésion, en ne perdant pas de vue ce qui peut intéresser le traitement que nous préconisons.

Après quoi, nous traiterons rapidement la symptomatologie, et nous nous étendrons un peu plus sur le diagnostic qui joue un si grand rôle dans le choix de la méthode à employer.

Nous passerons en revue, les méthodes préconisées jusqu'ici, et nous en ferons une étude critique et comparée.

Nous exposerons enfin, en nous y attardant un peu, le mode de traitement que nous voudrions faire accepter, en donnant les cas qui en sont justiciables et ceux où il n'est pas applicable; nous terminerons par les observations qui tendent à prouver directement ou indirectement l'excellence du procédé, et nous tirerons les conclusions en résumant notre travail.

CONTRIBUTION A L'ÉTUDE

du traitement des

LUXATIONS DE L'ÉPAULE

COMPLIQUÉES DE

Fractures de l'extrémité supérieure de l'humérus

CHAPITRE PREMIER

HISTORIQUE

Jusqu'au début du siècle, la question des luxations de l'épaule compliquées de fracture de l'humérus n'est pas nettement élucidée ; les auteurs anciens et ceux du moyen âge en parlent très vaguement, en quelques lignes, à propos des luxations de l'épaule. Certains chirurgiens prétendent que le diagnostic en est parfois impossible. Lenoir, en 1851, dans une discussion à la Société de Chirurgie, ne prétendait-il pas défier qui que ce soit de faire un diagnostic sûr de luxation avec fracture du col anatomique de l'humérus ?

Toutefois, la question dans son essence est connue depuis fort longtemps. Nous voyons apparaître une méthode de traitement au premier siècle avant notre ère : Pasicrates comme nous l'avons dit, proposait déjà de réduire la luxation, puis de soigner la fracture.

Après lui, Aristion parle de faire des tractions pour

réduire en même temps fracture et luxation. Celse et Galien ne s'occupent pas de la question ; Paul d'Egine n'en dit que quelques mots vagues.

Guillaume de Salicet, au moyen âge, demande qu'on réduise d'abord la luxation, puis la fracture, ou inversement selon la commodité ; Guy de Chauliac s'occupe assez longuement du traitement de cette lésion et conclut en recommandant de réduire la luxation, puis la fracture, si c'est possible. Si on ne le peut, il faut alors « qu'on raccoustre la fracture, et quand le cal sera ferme, la desnouëure sera r'abillée. »

On voit ainsi, que deux des grandes théories actuelles sont déjà en germe, connues et mises en pratique depuis de longs siècles.

Plus près de nous, J.-L. Petit, reprend les idées de Guy de Chauliac, excepté dans les cas où la fracture est si près de l'article, qu'il n'y a pas de prise pour faire l'extension ; celle-ci est en effet, pour lui à peu près indispensable à la réduction.

Après lui, nous voyons Boyer qui croit peu à la possibilité de la réduction, gênée par la coexistence de la fracture ; il redoute aussi la rupture du col, si l'on intervient tardivement pour avoir un levier un peu plus solide ; d'ailleurs, à ce moment, la cavité glénoïde serait en partie comblée. Pour A. Cooper, il n'y a que la réduction immédiate de la luxation qui ait des chances de donner un bon résultat ; quand l'affection est ancienne, il n'y a pas grand espoir. Pour Dupuytren, le traitement, même dès le début, serait à peu près inutile : il n'y aurait pas de guérison à espérer.

Malgaigne, en chirurgien prudent, conseille de

réduire la luxation en premier lieu, si les tractions que
l'on doit exercer ne sont pas trop considérables, et
trouve naturel de chercher une néarthrose si la réduction expose le malade à des accidents quelconques ;
comme il le dit en propres termes, ce n'est pas « chose
extraordinaire en soi, la nature elle-même le fait dans
les affections chroniques de l'épaule, alors que la cavité
glénoïde ne peut contenir la tête humérale d'une façon
suffisante ».

Si nous passons en revue les mémorables discussions
de la Société de Chirurgie, nous voyons alors apparaître, à côté de la méthode de réduction par extension
simple, la méthode de réduction par refoulement, et
malgré les résistances de quelques chirurgiens comme
Lenoir, Richet fait accepter tranquillement ce mode de
traitement. C'est lui qui triomphe, et, désormais, toutes
les luxations de l'épaule avec fracture de l'humérus
devront être traitées par le refoulement d'abord, puis
par l'immobilisation assez courte d'ailleurs.

Juste vingt et un ans avant que Richet ne publiât son
mémoire *Sur la possibilité de réduire les luxations de
l'extrémité supérieure de l'humérus compliquées de
fracture de cet os*, en 1830, Riberi, à propos d'une
guérison presque complète à la suite de mobilisation
bien faite chez un vieil officier, avait entrevu la méthode
dont nous traitons aujourd'hui. Il avait compris que là
où la réduction de la luxation n'était pas possible, il
fallait à tout prix faire des mouvements pour éviter
l'ankylose. Il avait eu le tort de ne rechercher que la
pseudarthrose, n'essayant pas de créer plutôt une néarthrose, qui donne un résultat fonctionnel meilleur

— 14 —

quand on peut l'obtenir. D'ailleurs, en examinant soigneusement ses observations, on peut mettre en doute qu'il ait obtenu réellement des pseudarthroses chez tous ses malades.

A la suite de Riberi, Peyrani, Demarquay, et quelques chirurgiens militaires se décidèrent à employer la mobilisation précoce pour traiter leurs malades.

Desprès, dans l'application de sa méthode pour le traitement des luxations anciennes et irréductibles de l'épaule, brise l'humérus et le mobilise ensuite ; il agit indirectement comme les partisans de la mobilisation précoce dans les luxations primitivement irréductibles avec complication de fracture. Il obtient ainsi des résultats fonctionnels très satisfaisants.

Jusque-là, nous n'avons trouvé que le traitement simple, non sanglant. Et pourtant, déjà en 1808 et en 1827, dans ses cliniques bien connues de Montpellier, Delpech avait préconisé, mais en vain, la réduction sanglante de la tête humérale, lorsque c'était nécessaire. Ses craintes n'émurent pas ses contemporains, et sa voix ne fut pas écoutée : c'était encore beaucoup trop tôt. Sa méthode ne fut réellement acceptée et mise en pratique que depuis le cas de Morton en 1884, dont l'exemple fut bientôt suivi par Poirier et Mauclaire, en 1889 et 1892, puis par d'autres chirurgiens depuis lors, en particulier par Delorme (1896), qui a contribué à la vulgarisation de ce procédé. Nous ne parlerons pas ici du cas du Pr Tripier, qui est intervenu sur un de ses malades, mais pour une complication du côté des vaisseaux, et par une opération très grave, puisqu'il pratiqua la désarticulation du bras ; ceci n'a donc rien à voir avec l'ablation de la tête humérale.

Aujourd'hui, si la réduction était difficile à maintenir ou impossible à obtenir, si la fracture siégeait sur le col anatomique ou tout près de l'extrémité supérieure de l'humérus, il est certain que beaucoup de chirurgiens interviendraient sans hésiter. Et cependant, nous pouvons avancer, preuves en main, que, dans la plupart des cas, il est possible d'obtenir sans opération un résultat toujours satisfaisant et parfois même remarquable.

Certains chirurgiens pensent encore comme nous d'ailleurs et, se souvenant de l'enseignement de Malgaigne et de Richet, ne recourent pas à l'intervention sanglante.

Les uns penchent pour la réduction : Thamhayn, Renard, Oger, surtout le professeur Berger qui a fait des communications à la Société de Chirurgie en 1896 et a inspiré sur ce sujet la thèse de son élève Béninson.

Les autres, et ce sont des médecins militaires, penchent pour la mobilisation si la réduction ne s'obtient pas vite et facilement, ce qui est presque la règle : Mabboux, Linon.

Enfin, M. le professeur agrégé Gangolphe, ayant traité quelques malades par la mobilisation précoce et systématique, a obtenu de bons résultats fonctionnels, permettant aux sujets d'exercer facilement leur profession. Nous allons, du reste, les rapporter ici.

CHAPITRE II.

OBSERVATIONS FONDAMENTALES.

Voici les observations des malades dont nous venons de parler ; les autres venant à l'appui de notre méthode de traitement seront rassemblées à la fin de notre travail, ayant déjà été publiées.

OBSERVATION I.

(Recueillie dans le service de M. le Dr Gangolphe, chirurgien-major de l'Hôtel Dieu.)

M..., quarante-six ans, facteur des postes, entre à l'Hôtel Dieu, le 18 novembre 1900, pour un traumatisme de l'épaule.

Deux jours avant son entrée, le malade tombe sur son bras et son épaule gauches ; immédiatement après sa chute, il ne ressentit que fort peu de chose ; mais peu de temps après, en arrivant au bureau de poste pour prendre son service, douleurs très vives, angoisse telle qu'il se trouve mal, gonflement et impotence du bras Les symptômes ne s'améliorant pas au bout de quarante-huit heures, il entre à l'hôpital.

Rien d'intéressant à signaler dans ses antécédents ; bonne santé jusque-là

L'examen détaillé pratiqué trois jours après son entrée montre une ecchymose siégeant à la partie interne de l'épaule, dans l'aisselle et à la partie interne du bras.

A l'inspection, on voit en outre une déformation nette du moignon de l'épaule qui est moins volumineux que du côté sain ; l'axe du bras paraît aussi un peu dévié en dedans et la partie supérieure de l'humérus semble déjetée dans l'aisselle, de sorte que la paroi antérieure au lieu d'être aplatie forme une courbe à convexité antérieure.

A la palpation même légère, le malade accuse de la douleur, la région de l'épaule est chaude et œdématiée. Toutefois, on ne trouve rien d'anormal dans les parties molles périarticulaires. Par contre le squelette de la région offre des lésions graves : on sent, en déprimant le creux de l'aisselle, une surface résistante arrondie en dedans, plane et un peu rugueuse en dehors, et ressemblant à la tête humérale. On retrouve un peu en dehors le corps de l'humérus qui semble faire avec la tête, dans la position qu'elle occupe, un angle moins obtus qu'à l'état normal. La tête paraît se trouver sous l'apophyse coracoïde.

Sous l'acromion qui n'est pas atteint, on note une dépression nette, malgré l'œdème et le gonflement ; au-dessous, on rencontre la diaphyse humérale, paraissant remontée vers la cavité glénoïde avec laquelle elle serait en contact.

On sent une faible crépitation analogue à la crépitation osseuse, ce qui indique une fracture dont les deux fragments seraient en contact.

Raccourcissement de 2 centimètres

Tous les mouvements volontaires du bras sont abolis, ils sont très difficiles à l'avant-bras et à la main. La sensibilité de l'épaule et du reste du membre est bonne. Les mouvements passifs arrachent des plaintes au malade ; on a de la peine a en exécuter quelques-uns, ils sont cependant possibles, même la rotation en dehors et la flexion, mais ils sont fort limités à cause de la douleur. Le coude peut être rapproché du thorax.

Rien à noter du côté des vaisseaux, le pouls est bon. Rien dans les viscères, ni dans l'état général.

Le diagnostic de luxation avec fracture du col huméral est porté sans hésitation ; on fait quelques légères tentatives de réduction qui confirment le diagnostic, on met alors le malade au repos d'abord, le bras dans une simple écharpe. Il est envoyé à la radiographie. Pas d'autre traitement que du massage pendant une quinzaine de jours.

M. le professeur Gangolphe, décidé à ne pas intervenir, fait alors commencer les mouvements avec la bande de caoutchouc. A ce moment le gonflement a disparu et les douleurs pendant la mobilisation sont supportables. Du reste, on recommande au malade de ne pas insister, dès que la souffrance devient un peu forte.

Quelques mouvements de flexion et d'extension tout d'abord, pendant les premiers jours, puis adduction et abduction toujours avec la bande. Le tout est complété par du massage et un peu d'électrisation.

Au bout d'un mois, les mouvements volontaires reparaissent, c'est-à-dire après quinze jours de traitement, d'abord très faibles, puis augmentant progressivement d'amplitude. Le malade essaie de faire un peu de circumduction, il met la main sur son épaule et derrière son dos en se servant de son membre valide.

La tête paraît soudée au corps de l'os, elle occupe toujours la même position, de même que la diaphyse qui est toujours en rapport avec la glène.

Au bout de deux mois, tous les mouvements ont reparu, limités encore, mais on sent que la guérison n'est plus qu'une affaire de semaines. Le malade prend alors quelques bains sulfureux.

Il sort le 12 janvier 1901.

Quinze jours après, il reprend son service de facteur, souffrant à peine « quand le temps est pour changer. »

Il se sent solide de son bras.

A sa sortie de l'hôpital, l'examen des mouvements donne les résultats suivants :

L'élévation du bras jusqu'à l'horizontale se fait bien et sans difficulté ; l'élévation jusqu'à la verticale n'est cependant pas possible avec le bras atteint seul ; il ne peut dépasser l'angle droit.

L'adduction est bonne ; le malade peut atteindre l'épaule saine ;

toutefois la paume de la main n'atteint pas l'épaule, les doigts seuls y arrivent.

L'abduction est très facile jusqu'à l'horizontale.

Tous ces mouvements sont faisables avec un poids d'un kilogramme.

L'extension et la flexion sont bonnes, le malade met la main derrière son dos.

En novembre 1902, un an après son accident, il dit lui-même qu'il est très amélioré ; les mouvements ont encore un peu augmenté ; ils sont faciles, car le bras est souple. La tête est mobile sous l'apophyse coracoïde ; on est en droit de penser qu'il s'est formé en ce point une nouvelle articulation.

L'adduction a gagné un peu ; le malade atteint le côté opposé de sa tête en la baissant légrèrement vers le bras gauche.

Il se considère presque comme guéri, car le membre gauche est redevenu fort.

Voir en tête de la thèse : *Radiographie* (prise au moment de l'entrée à l'hôpital).

Deux photographies (prises au moment de sa sortie, deux mois après l'accident).

OBSERVATION II

(Recueillie dans le service de M. le professeur Gangolphe.)

C... (Louise), domestique, vingt-trois ans, entre salle Saint-Martin, lit 13, à la suite d'un traumatisme de l'épaule.

Rien à signaler dans les antécédents, si ce n'est quelques atteintes de névralgie dentaire vers l'âge de quinze ans. Pas de tuberculoseni de syphilis.

Le 14 octobre dernier, par suite d'un faux pas, la malade tomba dans un escalier, tout simplement de sa hauteur ; elle roula sur les marches à peu près la valeur de 2 mètres. Ce fut l'épaule gauche qui porta la première et reçut le choc; quand la malade put se relever, elle remarqua qu'elle avait le bras pris entre sa poitrine et les degrés de l'escalier. La tête avait touché aussi, mais faiblement et seulement après l'épaule. La première sensation de la malade fut que son bras était devenu raide et à peu près immobile; le coude et la main remuaient assez bien. La douleur peu intense permit à la blessée de faire quelques kilomètres pour aller voir une « rebouteuse »; celle-ci était heureusement absente.

La malade mit alors son bras dans une écharpe et cessa de travailler; deux jours après, un « rebouteur » essaya, mais en vain, de réduire la tête déplacée, c'est du moins ce qui ressort des explications que nous avons obtenues Repos pendant les huit premiers jours suivants; le neuvième, qui est le 23 octobre, elle se décide à entrer dans le service, parce que son bras est toujours impotent et gonflé jusqu'au coude. Une vaste ecchymose a envahi les faces interne et externe du bras. Pensant à une simple luxation de l'épaule, l'interne essaie de réduire d'abord sans anesthésie, puis on renouvelle les tentatives sans plus de succès après avoir donné de l'éther. Le diagnostic était toujours celui de luxation de l'épaule

Nouvel essai quelques jours plus tard, le 5 novembre, toujours sans résultat, malgré l'anesthésie. A ce moment, le professeur Gangolphe prévenu de ce cas anormal de luxation primitivement irréductible, intervient et, après examen minutieux, reconnaît du premier coup qu'elle est compliquée de fracture. Il fait cesser aussitôt toute tentative et met le membre au repos pour que l'inflammation et la douleur disparaissent, décidé à commencer ensuite le traitement par la mobilisation. Le bras est mis dans une écharpe. Frictions et massage.

État actuel. — Aujourd'hui, vingt-quatrième jour après l'accident, à part les symptômes du début qui ont à peu près disparu, l'état de l'épaule gauche est le même qu'à l'entrée, si ce n'est que les mouvements passifs ont augmenté d'amplitude et sont déjà moins douloureux.

Il persiste seulement une douleur légère dans l'épaule se

transmettant un peu au bras dans les mouvements, et une sensation pénible par la pression sur les cordons du plexus brachial. Les autres segments du membre ne présentent rien d'anormal et ont recouvré leur mobilité.

A l'inspection, pas de changement de coloration des téguments, l'ecchymose a disparu, excepté dans l'aisselle où on en retrouve quelques vestiges. Déviation en dedans de tout le bras dont l'axe est nettement déplacé. La déformation est encore plus sensible : l'épaulette formée par le changement de direction des fibres du deltoïde sur la pointe de l'acromion est bien dessinée, malgré le développement du tissu adipeux de la malade. La paroi antérieure de l'aisselle est bombée; l'acromion et la clavicule paraissent intacts.

A la palpation, pas de modification de la chaleur ou de la consistance dans les parties molles de la région; la forme générale est changée, les sensations ne sont plus celles qu'on trouve d'habitude; les parties dépressibles à l'état normal sont résistantes et *vice versa*.

En effet, à l'examen détaillé, le squelette paraît bouleversé et un peu douloureux dans les mouvements, soit actifs, soit passifs. On trouve sur l'humérus une solution de continuité, car la tête est rejetée plus en dedans que ne le comporte l'épaisseur normale de l'os à ce niveau. Le fragment supérieur est rejeté un peu en avant et vers l'axe du corps, en dedans de la cavité glénoïde et sous l'apophyse coracoïde entre lesquelles elle paraît située. Elle fait l'effet d'être détachée dans sa totalité et la face articulaire semble tournée en dedans comme elle l'est sur le sujet sain.

Le fragment inférieur est un peu remonté vers la cavité glénoïde avec laquelle il doit se trouver en contact. Comme il est moins volumineux que la tête, il laisse déprimer le deltoïde sous l'acromion.

On sent nettement la tête par la palpation profonde de l'aisselle; elle est immobile pendant les mouvements de rotation imprimés à la diaphyse. Toutefois, pas de crépitation. Il y a un raccourcissement de 15 millimètres.

Si on demande à la malade de remuer son bras gauche, on s'aperçoit que cela lui est tout à fait impossible ; les très légers mouvements qu'on perçoit se passent dans les articulations voisines. En revanche, les mouvements passifs sont étendus et peu douloureux ; la flexion et l'extension se font sans souffrance ; on met la main sur l'épaule du côté sain, l'abduction limitée est peu douloureuse. On peut enfin rapprocher le bras du thorax.

Rien à noter dans les organes voisins : pas d'anesthésie de la région, rien du côté du paquet vasculo-nerveux. Notons seulement un engourdissement de la main après tentative de réduction du 23 octobre ; il n'a duré que quelques heures et rien n'a reparu depuis.

Le diagnostic ferme de luxation avec fracture du col anatomique est posé et confirmé par la radiographie qui montre un décollement de la calotte articulaire avec luxation en avant et un peu en dedans.

Le traitement est commencé le vingt-cinquième jour, d'après la méthode que nous exposons plus loin. Massage. Tractions faites par la malade à l'aide d'une simple bande de caoutchouc ; flexion et extension passive, la malade met sa main sur l'épaule droite avec la main saine.

L'électrisation du deltoïde ne donne pas de contractions durant les premiers jours, quoique la malade sente très bien passer le courant. Elles apparaissent enfin en même temps que les mouvements actifs au bout de vingt jours.

La malade sort le 2 décembre, décidée à aller se traiter chez elle. Elle a déjà en partie ses mouvements d'élévation et d'adduction, mais ils sont encore limités. Elle est en bonne voie de guérison et a pleine confiance.

OBSERVATION III

(Recueillie dans le service de M. Vallas, chirurgien
de l'Hôtel-Dieu de Lyon.)

H. . (Nicolas), trente-neuf ans, apprêteur, entre le 15 février

1901, salle Saint-Louis, lit n° 2, pour un traumatisme de l'épaule.

Le malade est tombé, le 7 du même mois, sur le côté gauche, et c'est l'épaule qui a porté sur le sol. Il n'entre que huit jours plus tard, parce qu'il n'y a aucune amélioration dans son état.

Rien à noter d'intéressant dans ses antécédents.

Jusqu'ici, bonne santé habituelle. Depuis qu'il a eu son accident, rien à noter, si ce n'est de la douleur ; aussi, a-t-il laissé son bras en écharpe et au repos complet. Le diagnostic n'est pas fait.

État actuel. — A l'entrée, on l'examine sérieusement et on constate ceci.

A l'inspection, le moignon de l'épaule gauche est le siège d'une ecchymose notable, avec gonflement encore important. On remarque facilement, malgré cela, que le moignon est abaissé ; le signe de l'épaulette existe. Axe du membre dévié en dedans. Creux de l'aisselle disparu en partie ; paroi antérieure bombée, donnant l'aspect d'une luxation sous-glénoïdienne.

A la palpation, on sent, en effet, la tête sous la cavité glénoïde et un peu en avant. Le fragment qu'elle forme est assez volumineux et, comme la diaphyse se trouve vis-à-vis de la glène, on s'arrête au diagnostic de luxation avec fracture du col chirurgical. Raccourcissement de 25 millimètres. Notons que la tête regarde en dedans et un peu en bas, et se trouve encore en rapport avec le corps de l'os.

Mouvements impossibles et très douloureux. Le bras se rapproche un peu du tronc.

A l'entrée, le diagnostic ferme n'étant pas posé, l'interne essaie de réduire la luxation par le procédé de Kocher ; tous les efforts sont inutiles.

M. Vallas, arrivant sur ces entrefaites, fait une troisième tentative, mais en vain ; c'est alors qu'il reconnaît la fracture concomitante, ou peut-être causée par les manœuvres de réduction, grâce à l'existence d'un peu de crépitation. Jugeant imprudent et dangereux d'insister, il arrête et défend toute intervention. Le malade est traité par le massage et son bras maintenu contre le tronc par une écharpe un peu serrée.

Comme il n'y a pas de soins et de surveillance de tous les instants qui retiennent le malade à l'Hôtel-Dieu, on lui montre
comment il devra se traiter, faire des mouvements de flexion,
d'extension, mettre la main sur son épaule et derrière son dos,
d'abord avec sa main saine, puis avec le seul bras malade.

Il sort le 22 février.

Il revient « aux pansements » tous les huit jours, dit qu'il se
masse régulièrement et fait bien ses mouvements.

Au bout d'un mois, les mouvements actifs ont reparu, et le
25 avril, moment où le malade disparaît, ils sont déjà très appré-
ciables, surtout la flexion et l'adduction.

Malheureusement, nous n'avons pu savoir ce qu'il est devenu
depuis. Il est fort probable, qu'étant en excellente voie au mois
d'avril, et étant donné son âge, il a dû s'améliorer beaucoup
encore et rapidement atteindre l'horizontale, le désidératum
pour la flexion, comme pour l'adduction et l'abduction

CHAPITRE III

ÉTIOLOGIE. – MÉCANISME
ANATOMIE PATHOLOGIQUE

I. Étiologie.

L'étiologie de la luxation de l'épaule compliquée de fracture de l'extrémité supérieure de l'humérus est presque toujours la même : la cause, c'est un traumatisme violent et ce traumatisme consiste en une chute sur le bras ou surtout l'épaule. La chute est plus ou moins grave, elle a lieu d'un endroit plus ou moins élevé, le blessé est plus ou moins projeté contre le sol, ou sur un objet résistant, mais 85 fois sur 100 il tombe simplement sur l'épaule :

Ainsi nous trouvons :

Chute de voiture . . .	7	cas
Chute d'un endroit élevé.	5	—
Chute simple	27	—
Chute de cheval . . .	8	—
Chute du lit.	4	—
Chute dans un escalier .	5	—
Chute non spécifiée . .	40	—

Sur les 110 observations où l'origine du mal est

indiquée, nous en trouvons donc 96 où il y a eu chute, surtout chute simple sur l'épaule, car il est évident que dans presque tous les cas où il n'y a rien d'indiqué sur ce point, c'est de cette cause qu'il s'agit.

Les autres modalités sont moins importantes. Signalons cependant le choc intense : c'est lui qui produit la double lésion dans un cas de Watson[1] : il s'agissait d'un coup de volant de machine à vapeur sur l'épaule. Chez un autre malade de Demarquay[2], c'est un choc par le moyeu d'une voiture qui atteint l'épaule et brise l'humérus. Dans un troisième, cité par Weber[3], le traumatisme avait pour cause un choc violent porté sur l'épaule par une roue en mouvement. Enfin, dans un quatrième et dernier de Delorme[4], c'est le garde-boue d'une charrette qui porte sur le moignon de l'épaule, d'une façon violente.

Dans des cas plus rares encore, nous trouvons à l'origine, un écrasement ou un arrachement. Un malade de Robert et Huguier[5] et un autre de Benjamin[6] se trouvent renversés sous une voiture, la roue leur passe transversalement sur la poitrine et leur écrase l'épaule. Un blessé de Warren[7] a le bras engagé dans

[1] Watson (de New-York), 1854, in *Thamhayn*, Inaug. Diss. n° 25.

[2] Demarquay, *Gazette des Hôpitaux*, 1866, p. 398.

[3] Weber, cité par Thamhayn, n° 66.

[4] Delorme, *Bull. de la Soc. de chir.*, 1895, p. 219.

[5] Robert et Huguier, *Bull. de la Soc. de chir.*, 1856, p. 521-526.

[6] Benjamin, *Medical and surgical Reporter*, Philadelphie, 1886.

[7] Warren (de Boston) *in* thèse du concours de Morel-Lavallée, 1851. p. 755.

les courroies d'une machine à vapeur, son humérus est attiré hors de la cavité glénoïde et brisé au niveau de son col.

Telles sont les causes qui produisent directement la lésion; d'autres, au contraire, peuvent agir indirectement. Nous n'en trouvons d'ailleurs que peu d'exemples : un cas de Hingeston [1] dans lequel un vieillard de soixante-trois ans fait une chute sur son bras étendu. Quatre autres observations de chute, toutes sur le coude; une de Lenoir [2], une de Demarquay [3], une de Scalzi [4], une dernière de Castex [5] et c'est tout. Ces observations nous aideront à comprendre le mécanisme de la lésion.

Telles sont les causes efficientes. Nous pouvons nous demander maintenant s'il en est de prédisposantes et chez qui se produisent d'ordinaire les luxations avec fractures.

Etant donné que nous nous trouvons en présence d'une affection qui a pour cause un traumatisme grave, il est évident que les hommes doivent être surtout atteints. En effet, en récapitulant, nous arrivons à un total de soixante et un hommes pour douze femmes, et encore parmi les douze femmes qui figurent ici, en trouvons-nous qui se livraient à des travaux réservés aux hommes : l'une tombe d'une échelle sur laquelle

---

[1] Hingeston, 1839, cité de Th. de Morel-Lavallée, 1851.
[2] Lenoir, *Bull. de Soc. de chir.*, 1851, p. 160.
[3] Demarquay, 1852, *loc. cit.*
[4] Scalzi, *Bollettino di reale Accademia di Roma*, 1884, p. 252.
[5] Castex, *Gazette des Hôpitaux*, 1890, p. 82.

elle travaillait, une autre d'un arbre dont elle cueillait les fruits.

Bref, c'est l'homme qui paie le plus lourd tribut à la lésion qui nous occupe ; remarquons en passant que les sports (15 cas) en sont une cause non négligeable, soit par les chutes de cheval, soit par les chutes de voiture.

Il faut noter aussi qu'on y est plus prédisposé à partir d'un certain âge ; c'est ainsi qu'on voit les vieillards figurer pour un bon quart de la statistique : 26 pour 100 ; il est très probable, comme on l'a dit à propos des fractures du col du fémur, que la raréfation du tissu osseux est chez eux une cause de fracture au niveau des épiphyses, beaucoup moins solides qu'à l'âge adulte.

Les enfants n'offrent qu'exceptionnellement des luxations avec fractures de l'humérus ; et Sentoux[1] a montré récemment qu'on n'observe chez eux que la luxation avec décollement épiphysaire, l'analogue de la fracture des adultes.

L'homme de quarante à soixante ans, à cause de son travail, fournit la moitié du chiffre total des cas ; les jeunes gens des deux sexes avec les femmes d'âge moyen donnant le dernier quart.

II. Mécanisme

Le mécanisme des luxations de l'épaule avec fracture de l'humérus a été très discuté. Aujourd'hui encore les

[1] Sentoux, thèse de Paris, 1899.

chirurgiens ne sont pas d'accord sur la façon dont se produit la lésion ; on peut distinguer trois théories différentes.

Les partisans de la première théorie prétendent que la luxation précède la fracture ; ils généralisent ce mécanisme à tous les cas, aussi bien à la luxation avec fracture du col chirurgical qu'avec fracture du col anatomique. C'est l'opinion de Poirier et Mauclaire en particulier, qui ne mettent à part que les luxations avec fracture du col anatomique par cause indirecte ; encore admettent-ils alors une subluxation comme premier temps de la lésion : la fracture se produirait ensuite en commençant par le point du col anatomique le plus proche du bord antérieur de la cavité glénoïde, point où porte l'humérus dans sa nouvelle position. Pour ces auteurs, dans ce cas particulier, c'est la pression de l'humérus contre le bord tranchant de la cavité articulaire qui déterminerait la rupture de l'os. Ce fait paraît d'autant plus admissible qu'on trouve sur une pièce provenant du malade de Mabboux[1] : la partie antérieure de la cavité glénoïde ecchymosée, violacée. Or, le cas de ce malade était analogue absolument à ceux dont nous nous occupons en ce moment.

Nous sommes d'autant plus heureux que cette preuve existe, que c'est le point le plus discuté de la question. Poirier et Mauclaire eux-mêmes, après avoir admis le mécanisme de la subluxation primitive, rejettent le terme de luxation avec fracture du col anatomique pour adopter celui de fracture du col ana-

---

[1] Mabboux, *Mémoire de médecine militaire*, 1877, p. 519.

tomique compliquée de déplacement extra-capsulaire de la tête humérale. Le prétexte qu'ils en donnent à la suite d'Hennequin[1], est qu'on n'observe pas toujours dans ce cas un « déplacement du levier brachial tout entier » avec « changement et déviation de son axe ». Et ils ajoutent, toujours avec Hennequin : « Si luxation est synonyme de déplacement, de changement de position d'un organe ou d'une partie seulement de cet organe, dans ce dernier cas, il est nécessaire, pour éviter toute confusion, de faire suivre le mot luxation du nom de la partie déplacée ou de celui du tout. Il y a luxation de la tête détachée ou d'un fragment, mais non de l'épaule. »

Cette discussion aride est étayée sur des pointes d'aiguille ; en tous cas elle ne s'applique qu'à un très petit nombre de cas et il est bien rare que la capsule ne soit pas déchirée ou au moins suffisamment distendue et tiraillée pour que le levier brachial soit déplacé et son axe changé et dévié. Dans les rares cas qu'il nous a été donné de voir et, en particulier dans l'observation II, l'axe du bras est nettement dévié, bien qu'il n'y ait qu'une fracture du col anatomique. Nous regrettons qu'il n'y ait pas plus de démonstrations par des pièces anatomiques, mais comme par ses symptômes, par sa marche et son traitement, la luxation avec fracture du col anatomique ressemble à la luxation avec fracture du col chirurgical, nous lui conserverons son nom.

La théorie de la luxation primitive est d'ailleurs la plus rationnelle et c'est pourquoi nous avons mis en

---

[1] Hennequin, *Revue de chirurgie*, 189o.

tête de notre travail : luxation compliquée de fracture et non pas luxation avec fracture. La succession des faits serait celle-ci : la force agissant soit directement sur l'épaule, soit transmise de la main ou du coude par le levier osseux du bras et de l'avant-bras tend à comprimer la tête humérale contre la cavité glénoïde. Si la pression se fait normalement au plan antéro-postérieur de l'épaule, le bras n'étant ni en rotation interne, ni en rotation externe, la tête tend à s'écraser contre la cavité glénoïde. Il peut se produire ainsi une fracture par écrasement ou par flexion comme l'a démontré Charpy ; elle se fait alors aux points faibles, c'est-à-dire à l'un des cols, il y a secondairement pénétration des fragments avec la plupart du temps une rotation en arrière de la tête. Mais dans ces cas on n'observe pas de luxation si la tête reste bien, pendant toute la durée de l'application de la force, dans la même situation. C'est ce qui ressort des recherches et des observations de Poirier.

Hâtons-nous de dire que ce sont là des cas très rares. Si, au contraire, il se fait pendant la chute, par exemple. une rotation même légère du bras en dedans, la tête se luxe vers la partie postérieure, puis se brise quand elle rencontre un obstacle, c'est-à-dire le bord de la glène ou plus loin l'épine de l'omoplate : on a ainsi la luxation sous-épineuse avec fracture de l'un des cols.

Si la rotation externe se produit comme à la fin du deuxième temps du procédé de Kocher, la luxation tendra à se faire en avant. La rotation étant faible, on aura d'abord une subluxation, puis fracture du col anatomique sur le bord de la cavité articulaire. La rotation étant plus considérable, la tête se luxe complètement et va se briser sur l'apophyse coracoïde, sur les deuxième, et troisième côtes ou enfin sur la clavicule, ce qui est rare, et toutes ces pièces osseuses résistent devant la tête humérale. Une preuve que ce mécanisme est rationnel, c'est que dans les cas où les côtes se sont brisées, par exemple, la luxation ne se complique pas de fracture ; témoin l'observation présentée par Verneuil, au Congrès de La Rochelle en 1882 : un homme tombe dans un escalier, son épaule porte sur les marches, il se fait une luxation de l'épaule que l'on réduit le lendemain. Sept jours après, il entre dans le service de Verneuil se plaignant de douleurs dans le côté et on lui découvre une fracture des deuxième et troisième côtes ; or il était tombé sur son épaule comme beaucoup des malades dont nous parlons et qui se font des luxations avec fracture de l'humérus. Lui, au contraire, n'avait eu qu'une simple luxation, mais les côtes avaient cédé, permettant à l'humérus plus solide de ne pas se briser[1].

Pour en finir avec le mécanisme tel que nous le comprenons, mettons bien en évidence que la force, selon qu'elle agira en avant ou en arrière de l'axe transversal de la tête, produira une luxation en arrière ou en avant, même sans rotation, car dans ces conditions elle la remplace ; et ce point de vue explique les luxations sans rotation, ou même avec rotation anormale. De même, si la force agit au-dessus ou au-dessous de

---

[1] Dans un cas de Prochaska également, la tête pressant sur un espace intercostal, avait écarté les côtes de façon à pénétrer jusqu'à l'intérieur du thorax.

l'axe transversal, elle tendra à créer des luxations sous-acromiales ou sous-glénoïdiennes.

Pour expliquer enfin l'obliquité fréquente de la fracture en bas, en dedans et en arrière, nous admettons avec Charpy, comme nous l'avons déjà dit, le mécanisme de la flexion qui tend d'habitude à pousser le bras vers le thorax, par conséquent dans une direction en avant, en haut et en dedans. La fracture transversale se ferait plutôt par action directe.

Telle est la pathogénie que nous adoptons. Beaucoup plus nette dans les cas où il y a fracture du col chirurgical et où la luxation ne se comprendrait même pas si la fracture était primitive, elle est encore soutenable dans les luxations avec fracture du col anatomique. La subluxation primitive explique suffisamment la fragmentation de la tête sur le rebord glénoïdien comme cela se voit parfois, et la sortie des éclats de la tête hors de la cavité au moment où se produit l'accident.

Lallemand[1] adopte aussi cette théorie, mais il prétend que la fracture se produit secondairement par action musculaire comme la rotation des fragments ; or ce point est inadmissible pour la généralité des cas et ne se comprend guère que pour les cas d'arrachement des tubérosités.

Citons maintenant les autres théories pathogéniques.

La seconde admet que la fracture précède la luxation

----

[1] Lallemand, *Ephémérides médicales de Montpellier*, 1827, p. 378.

celle-ci pouvant se produire ou ne pas se produire, c'est l'opinion d'Hennequin pour la fracture de col anatomique, de Delpech[1], de Mabboux[2], de Lefort et Oger[3] pour la généralité des cas, et de quelques auteurs qui n'attachent que fort peu d'importance à la question et n'en disent que quelques mots en passant. D'après cette théorie, le fragment inférieur, dès qu'il est détaché, vient presser sur le fragment supérieur et le repoussant contre la capsule amène une déchirure de celle-ci, puis la sortie de la tête fracturée. Le même traumatisme produirait bien encore les deux lésions, mais indirectement et ce serait en réalité la fracture qui amènerait la luxation. Cette théorie séduisante ne répond pas aux faits et, dans la chute simple ou le choc il n'y a pas de pression consécutive du fragment inférieur possible, elle ne serait vraie que pour les chutes sur la main ou sur le coude tout au plus et n'est rien moins que prouvée.

Dans quelques cas de luxation avec fracture du col anatomique, un semblable mode d'action est également invoqué : la tête se trouve chassée par expression, prise entre le fragment diaphysaire et la glène comme le noyau de cerise entre le pouce et l'index qui le compriment. La force continuant à agir obliquement après la fracture, et l'engrènement ne s'étant pas produit, la tête se déplace brusquement en avant, perfore la capsule et, glissant plus rapidement par sa face carti-

---

[1] Delpech, *Maladies chirurg.*, t. III, p. 233.
[2] Mabboux, *loco citato*, p. 523.
[3] Oger, thèse de Paris, 1884.

lagineuse, lisse, vient se placer sur la face interne ou antéro-interne de la diaphyse ou plutôt encore sous la caracoïde par cette surface cartilagineuse, circonstance heureuse pour le paquet vasculo-nerveux de l'aisselle.

Ce mécanisme n'est pas en contradiction avec ce que nous avons exposé plus haut et nous le disons encore avec Poirier et Mauclaire, nous croyons même alors à une subluxation primitive, sans laquelle les fragments de la tête s'écraseraient au fond de la cavité articulaire. Les observations de A. Cooper[1], de Lenoir[2], de Volkmann[3], de Malgaigne[4] et une observation personnelle[5] semblent se rattacher à ce mode d'action.

La troisième théorie n'admet pas de mécanisme unique, elle le fait varier pour ainsi dire avec chaque cas et d'après les auteurs qui l'adoptent, il y a tantôt fracture primitive, tant luxation au début. Cette théorie éclectique est surtout celle de Malgaigne ; ce savant chirurgien, en pareille matière, ne se hasardait jamais, c'est ainsi qu'il écrit dans son *Journal de chirurgie* : « Dans les luxations compliquées de fracture, il est assez difficile de préciser le mécanisme suivant lequel se produisent les lésions, de savoir si elles sont simultanées ou laquelle précède l'autre, si elles sont dues à un choc direct ou à un contre-coup[6]. » Pour lui comme

---

[1] A. Cooper, *Tr. des lux. de Malgaigne*, II, p. 548.

[2] Lenoir, *loco citato*.

[3] Volkmann, in *Inaug. Diss. de Thamhayn*, p. 12.

[4] Malgaigne, *Tr. des lux.*, II, p. 548.

[5] Obs. II.

[6] Malgaigne, *J. de chir.*, 1853, t. XIII, p. 81.

pour beaucoup d'auteurs du reste, il n'y a que des symptômes, un diagnostic et un traitement, le reste a peu d'importance.

Bref, il est certain qu'on ne peut affirmer dans tous les cas la préexistence de la luxation; quelques-uns sont trop délicats pour qu'on puisse les trancher délibérément, mais il est permis de dire que c'est la pathogénie la plus rationnelle et celle qui doit être exacte dans la plupart des cas, et ceci n'est pas une vue de l'esprit. B. Anger [1] cite des expériences faites à ce sujet sur des cadavres et dans lesquelles l'humérus se serait brisé au-dessous du point d'application de la force; dans ces cas la fracture est souvent spiroïde; or la fracture primitive, directe devrait toujours se produire au point d'application de la force ou du moins y commencer. S'il n'en est pas ainsi, c'est qu'elle n'est pas primitive, qu'elle doit suivre la luxation, se produire au moment où celle-ci se complète, d'où idée d'une action complexe par torsion et rotation du fragment supérieur sur l'inférieur, consécutive au déplacement.

III. **Anatomie pathologique**.

L'anatomie pathologique des luxations compliquées de fracture de l'humérus n'a pas été traitée jusqu'ici dans tous ses détails : nous la trouvons éparse dans trois publications : Monographie de Mabboux, thèse d'Oger, Article de Poirier dans la *Revue de Chirurgie* de 1892; une étude d'ensemble reste à faire ; cet

[1] B. Anger, *Traité Iconogr. des mal. chirurg.*, p. 20-22.

important chapitre nous entraînera peut-être un peu loin. Nous nous bornerons cependant au strict nécessaire, tout en essayant d'être aussi complet que possible.

Il est fort intéressant d'étudier, d'après les observations que nous possédons, les lésions en elles-mêmes et leur mode de réparation ; comme il diffère, selon qu'il y a fracture du col anatomique ou du col chirurgical, nous envisagerons séparément les deux alternatives.

Luxation avec fracture du col anatomique. — Cette lésion de beaucoup la plus rare, puisque nous n'en avons guère réuni qu'une vingtaine de cas authentiques, nous offre à étudier des manifestations du côté de la peau, des parties molles et du squelette.

Peau. — On y trouve une ecchymose souvent considérable et qui persiste longtemps, plus peut-être dans ce cas que dans les fractures du col chirurgical où il y a en général peu de sang épanché, parce que le déplacement est moins considérable et les tissus périarticulaires moins contus. Ici, au contraire, les fragments sont parfois multiples, ou l'on trouve de l'écrasement. Elle persiste chez certains malades pendant un mois : c'est le cas de notre observation II, où l'aisselle a conservé une teinte jaunâtre au 35° jour. L'ecchymose occupe toujours l'épaule, l'aisselle, la partie interne du bras, rarement le tronc.

On peut noter ici le gonflement de la région qui n'a rien de spécial, si ce n'est qu'il a fait commettre des erreurs de diagnostic plus que partout ailleurs.

L'anesthésie ou l'hyperesthésie de la peau sont

extrêmement rares comme les lésions nerveuses qui les produisent.

Disons enfin que la peau est généralement chaude et tendue pendant la semaine ou les deux premières semaines qui suivent le traumatisme.

Muscles et tendons. — Dès qu'on a incisé le tissu cellulaire infiltré de sang coagulé, on trouve des muscles imbibés de sérosité ou remplis de petits caillots et ecchymosés, suivant l'ancienneté de la lésion ; plus tard tout est résorbé. Ce qu'il y a de plus important, c'est que les mêmes muscles peuvent être comprimés ou déformés par la tête déplacée ou un fragment quelconque. Le grand pectoral est ainsi soulevé dans quelques observations ; le sous-scapulaire surtout est atteint, et nous verrons ce qu'il en résulte à la longue.

Les muscles peuvent aussi être déchirés, soit par la surface inégale, esquilleuse du fragment supérieur : cas de Lallemand où le grand dentelé est éraillé, soit par la violence du traumatisme qui arrache plutôt les tendons à leur point d'insertion.

La longue portion du biceps est la plus fréquemment brisée : cas de Cooper[1], d'Hingeston[2], de Lallemand[3], de Manzini[4], d'Heale[5] ; dans ce dernier exemple, les autres tendons de l'épaule sont en outre arrachés, ce qui est rare. On comprend facilement que le biceps

---

[1] Cooper, *in* Malgaigne *(Traité des lux.*, II, p. 548).

[2] Hingeston, *in* th. de concours de Morel-Lavallée, 1851 p. 12.

[3] Lallemand, *Ephém. clin. de Montpellier,* 1827, t. IV, p. 378.

[4] Manzini, *Bull. de Soc. d'anat.*, 1840, p. 227.

[5] Heale, *in Inaug. Diss. de Thamhayn*, n° 25.

s'arrache souvent ; il s'enroule autour de la tête et joue le rôle d'un ligament véritable, actif de plus, il est donc dans la zone la plus dangereuse et se trouve par là-même le plus exposé.

Les tendons peuvent aussi arracher une parcelle d'os au lieu de se décoller ; c'est plutôt alors de l'arrachement d'une tubérosité qu'il s'agit, et nous retrouverons ce point de détail.

Vaisseaux et nerfs. — Les organes de l'aisselle et le nerf circonflexe peuvent être atteints, c'est cependant exceptionnel. Même en considérant les deux variétés de fracture et en réunissant tous les cas, on trouve seulement les deux cas de Poirier et Mauclaire[1] où un fourmillement notable soit signalé, indiquant une compression des nerfs de l'aisselle ; encore ceux-ci n'ont-ils pas été lésés. La paralysie temporaire du deltoïde n'est pas due non plus à une blessure du nerf circonflexe, mais à une simple contusion.

Il n'en est pas tout à fait de même pour les vaisseaux, et nous citerons une observation du professeur Tripier[2] où l'axillaire était lésée, ses tuniques interne et moyenne déchirées, la tunique externe étirée et prête à se rompre. Dans un autre cas de Skey[3], la pointe d'un fragment donna également un anévrisme de la même artère.

En somme, toutes ces lésions déjà rares dans les luxations simples de l'épaule, où on signale comme

---

[1] Poirier et Mauclaire, *Revue de Chirurgie*, 1892, p. 826.

[2] Tripier, Congrès français de chirurgie, 1886.

[3] Skey, cité par Gurlt *(Medical Times*, 1860).

des curiosités les malades de Bérard, Nélaton, Parix
et une trentaine d'autres qui ont présenté des blessures
de l'axillaire, sont encore moins fréquentes ici.

Il est vrai de dire que la luxation de l'épaule se rencontre infiniment plus souvent. On y a aussi publié un
cas de paralysie rebelle du membre supérieur et un
autre du deltoïde.

Ajoutons que des lésions pourraient fort bien se
produire de ce côté pendant les tentatives de réduction,
et il semble même fort heureux que rien ne se soit
déchiré jusqu'ici avec les tractions exercées par certains chirurgiens, d'autant plus que quelques vieillards
atteints devaient présenter de l'athérome ou de l'artério-
sclérose.

Il est remarquable que le paquet vasculo-nerveux de
l'aisselle ne soit pas plus blessé dans la luxation sous-
ou intra-coracoïdienne, la plus fréquente variété. Il
faut tenir compte de ce que c'est la face cartilagineuse
de la tête qui se trouve toujours en avant et en dedans,
c'est-à-dire en contact avec les organes délicats de la
région. Aussi, on peut voir dans l'observation de Lallemand, la tête humérale entourée par ceux-ci, et rien
d'atteint.

Os et articulation. — Abordons maintenant la question importante. L'articulation est en général boule-
versée, le traumatisme ayant été violent. La cartilage
de revêtement est peu atteint, ecchymosé parfois
comme dans le cas de Mabboux cité plus haut, ou nettement tranché quand la tête est divisée en plusieurs
fragments.

La tête nous offre à considérer ses lésions propres et

son déplacement. La fracture qu'elle présente peut être simple : Poirier et Mauclaire en citent 15 cas ; nous pouvons y ajouter celui de Delorme[1], soit 16 exemples sur 19 observations. Dans presque tous, on note la séparation nette au niveau du sillon du col anatomique, point rétréci de l'humérus, évidemment plus faible. La surface de séparation est plane ou encore un peu excavée. Remarquons toutefois que le trait de fracture peut être un peu extra-capsulaire en dehors et donner un type mixte.

Dans certains cas, on peut noter un engrènement et une pénétration des fragments après luxation incomplète ; c'est là un fait exceptionnel, la luxation n'étant possible alors qu'avec un grand arrachement de la capsule.

Dans quelques observations, on signale une fracture multiple ou comminutive ; la tête est divisée en deux ou plusieurs fragments (Malgaigne[2], Manzini, Hingeston[3], 6 fragments). Dans ces conditions, une parcelle osseuse peut rester en contact avec la diaphyse, le reste allant se loger d'habitude vers la base de l'apophyse coracoïde. La tête peut enfin être écrasée littéralement ; c'est ce qui s'est produit sur la pièce 729 *b* du Musée Dupuytren où elle est restée aplatie latéralement et tout à fait déformée.

Dans tous les cas que nous venons de passer en revue, la luxation se fait suivant plusieurs types. La

[1] Delorme, *Bull. de Soc. de chir.*, 1896.

[2] Malgaigne, *loco citato*, p. 555.

[3] C'est le seul cas où il y ait en plus de deux fragments.

luxation sous-coracoïdienne domine et fournit un pourcentage de 80 pour 100 en ne tenant compte que des malades sur lesquels elle a été bien repérée. Les variétés intra-coracoïdiennes et claviculaires réunies atteignent 20 pour 100 ; les types sous-glénoïdien et sous-épineux sont rares : le dernier offre trois cas : un de Houzelot, un de Delorme et un de Malgaigne.

La luxation est plus ou moins grave, suivant que la tête est chassée très loin ou reste près de l'articulation ; toutefois ceci n'a pas une valeur absolue, aussi bien pour le diagnostic et le pronostic que pour le traitement. La réduction, quand la tête a perdu tout contact avec l'humérus, n'est même pas une condition nécessaire pour obtenir une guérison suffisante ; la terreur de la nécrose et de la suppuration signalées par Delpech est un peu vaine, étant donné qu'on ne l'a pas observée en réalité et qu'on ne l'observera pas si l'on institue un traitement convenable. Que la tête soit logée sur le muscle sous-scapulaire, qu'elle soit allée se mettre en contact avec la face antérieure de ce muscle en passant par-dessus son bord supérieur, qu'elle soit même derrière le grand pectoral, peu importe : ou bien elle contracte des adhérences qui la nourrissent, ou bien elle se résorbe. Il y aura donc indication pour le traitement à laisser la tête livrée à elle-même, comme un corps étranger aseptique qui n'amènera vraisemblablement pas de désordres.

Le fragment inférieur occupe une position presque toujours la même dans la luxation compliquée de fracture du col anatomique : il se rapproche de la cavité glénoïde autant que le lui permet le déplacement du fragment supérieur et la violence du traumatisme. Il tend à se mettre en contact avec la glène, attiré vers elle par la contraction musculaire.

C'est un point important sur lequel nous insistons, car il joue un rôle considérable dans le traitement qui nous intéresse. C'est là la position rapportée dans plusieurs exemples d'A. Cooper, d'Houzelot, de Mabboux, de Lenoir, de Poirier ; on peut même avancer que c'est la position normale dans la plupart des cas où l'autopsie et les opérations confirment l'opinion du chirurgien. Dans notre observation II, la radiographie nous a montré la même disposition. Il n'y a d'exception que chez les malades où une tubérosité arrachée est prise entre la cavité articulaire et l'humérus, et les écarte l'un de l'autre : pièce décrite par Thamhayn [1].

On comprend très bien que le fragment inférieur reste vis-à-vis de la glène retenu en place par la capsule, même lorsqu'elle est fort endommagée.

Les tubérosités sont souvent fracturées avec le col, soit toutes deux ensemble : cas de Travers-Amesbury, de Mabboux, pièce 729 du musée Dupuytren, soit le trochiter [2], soit le trochin, mais moins souvent. En général, le périoste tient ces fragments appliqués sur l'humérus, et c'est fort heureux, car si elles s'écartaient de lui par suite de la rétraction des tendons qui s'y insèrent, il pourrait en résulter une impotence du bras, comme l'a signalé Maisonneuve, à propos de l'arrache-

[1] Thamhayn, n° 33, Pièce du Musée du Coll. Royal des chir. d'Irlande.
[2] Observ. de Cooper et de Lallemand.

ment de la grosse tubérosité : celle-ci donne, en effet, attache à la plupart des tendons de l'épaule, qui est ainsi privée en particulier des sus-et sous-épineux. Il conseille même à ce propos d'immobiliser, pour permettre la soudure de la tubérosité, dans la position d'abduction, au lieu de maintenir le bras contre le tronc.

L'acromion et l'apophyse coracoïde sont brisés, quand la violence est considérable et que la fracture de l'humérus se fait en prenant point d'appui sur elles.

Capsule. — Il ne nous reste plus à étudier mainte nant que la partie concernant la capsule articulaire. On remarque dans toutes les observations où il en est question que la cavité est remplie de synovie et de sang, et qu'elle présente des vestiges d'inflammation plus ou moins sérieuse, remontant aux premiers jours qui ont suivi l'accident ; et cela peut aller presque jusqu'à la suppuration, comme dans le cas de Delpech, mais on n'en a pas signalé d'autre cas certain.

Suivant les variétés de luxation, la capsule est déchirée, soit en avant, soit en arrière. Il importe surtout de savoir si la déchirure est large et irrégulière, ou si elle a une forme en boutonnière, car la réduction en dépend en partie. Or, cette indication n'est donnée que dans trois ou quatre observations, et nous le regrettons vivement : Delpech, Lallemand, Poirier ont noté la déchirure large, permettant à la tête de se réduire s'il n'y a pas d'autre obstacle ; dans un cas, au contraire, celui de Mabboux, il n'y avait qu'une simple fente lon-

gitudinale fermée déjà totalement au bout de quelques
jours ; eelte disposition doit être heureusement rare,
contrairement à ce qui se passe dans la luxation
simple.

Du petit nombre d'observations que nous possédons
et du peu de détails qu'elles nous fournissent, nous ne
pouvons tirer de conclusions sérieuses sur cet intéressant chapitre.

Luxation avec fracture du col chirurgical. —
Beaucoup plus fréquente que la précédente, elle offre
moins de variété et aussi moins de complexité.

Nous allons étudier les lésions qu'elle présente sur
les quatre-vingt dix cas que nous avons réunis.

Parties molles périarticulaires. — Il ne reste que
peu de chose à dire après ce qui a été décrit à propos
des fractures du col anatomique. Les muscles sont
peut-être un peu plus contus et déchirés, les surfaces
fracturées étant plus inégales et embrochant facilement
le deltoïde ou les vaisseaux, comme nous l'avons dit à
propos de l'observation du professeur Tripier. Berger,
a même basé un symptôme sur la mobilité du fragment inférieur sentie à travers lé deltoïde qu'il traverse
en partie.

La capsule ne présente rien de spécial, si ce n'est
que sa déchirure est toujours large et irrégulière.

Os et Articulation. — Le fragment supérieur donne
lieu à des considérations intéressantes.

Nous savons que l'extrémité supérieure de l'humérus s'étend jusqu'au niveau de l'insertion inférieure
du deltoïde (Cooper) ; la fracture pourra donc se faire

depuis l'étranglement du col anatomique jusqu'en ce
point, soit sur une étendue de quelques centimètres,
variable selon les sujets. En fait, elle siège surtout au
niveau des tubérosités qu'elle coupe transversalement ;
parfois elle se fait plus bas, au niveau de l'insertion
brachiale du grand pectoral.

Ce point a une importance assez considérable pour
certains chirurgiens ; suivant le siège, le fragment
supérieur sera petit ou grand, et permettra ou non la
réduction.

Autre détail à noter : les tubérosités peuvent être
détachées du fragment supérieur et, dans ce cas, le
déplacement est moins accentué que dans la fracture
simple, l'action musculaire ne se faisant plus sentir, à
moins que le périoste ne retienne sur le gros fragment
trochin et trochiter [1].

Dans la grande majorité des cas, le fragment supérieur est intact ; parfois même il ne comprend pas
toute l'épaisseur de l'humérus, et Malgaigne, dans ses
planches, insiste à propos des fractures extra capsu-
laires sur les simples inflexions à la partie externe ;
pour lui, dans quelques cas, il n'y aurait pas eu de
fracture vraie en dehors puisqu'on n'y trouve pas
trace de cal ; il s'agit évidemment là de fractures sans
déplacement. Ajoutons que cette variété doit être
rare et les pièces plus rares encore. Pourtant B. Auger
dans ses fractures expérimentales les aurait repro-
duites.

Le fragment inférieur est très souvent taillé en bec

[1] Cas de Lucas Senior.

de flûte ; il n'y a que fort peu d'exceptions à cette règle chez l'adulte. Chez l'enfant, où l'on note un décollement épiphysaire plutôt qu'une vraie fracture, le trait de séparation est presque transversal et voisin du col anatomique [1]. L'obliquité de la fracture est du reste plus ou moins considérable et peut atteindre presque la verticale, comme dans le cas de Krönlein où l'humérus dans son entier était fendu longitudinalement, D'ordinaire, la fente commence en dehors très près du col anatomique et descend régulièrement en dedans pour aboutir sur l'autre col à 3 ou 4 centimètres de l'insertion inférieure de la capsule. Dans certaines observations, il faut ajouter la direction en arrière, l'action musculaire se faisant sentir, selon toute probabilité, au moment même du traumatisme et attirant le fragment supérieur en dehors et en haut, puis en arrière. Il existe un seul cas où la fracture était oblique en bas, en dedans et en avant [2].

La fracture en rave ou transversale n'existe pas comme nous l'avons déjà dit, à proprement parler, quoiqu'elle soit possible.

Le déplacement des fragments l'un sur l'autre se fait d'après l'action musculaire prédominante. Il n'a lieu que quand les fragments sont tout à fait séparés, ce qui est rare, car le périoste les relient et il ne se produit qu'un peu de chevauchement avec rotation. Le chevauchement atteint souvent 2 centimètres et se produit surtout par l'action musculaire ; ce qui le prouve c'est

[1] Th de Santoux, Paris 1899.
[2] Decamps, th. de Paris, 1888.

qu'il se fait toujours dans la même direction : le fragment supérieur se dirige en avant et en dedans, l'inférieur en haut, en arrière et en dehors ; toutefois, ce
dernier peut se diriger en avant et en dedans si la fracture est oblique en bas, en dedans et en arrière.

Le point important, c'est la rotation ; on peut
dire qu'elle existe toujours, rotation en dedans pour
la diaphyse, action du grand pectoral et du grand rond,
rotation en dehors pour la tête qui est entraînée par
les muscles scapulaires. Et ce détail, en apparence peu
important, joue un rôle dans la guérison, quand les
changements de direction de l'axe du membre sont
considérables ; surtout s'il y a en même temps pénétration des fragments avec impossibilité de réduire.

Signalons quelques cas de fractures multiples et
comminutives, en particulier la luxation avec fracture
des deux cols (Lenoir, Gurlt [1]. Thamhayn [2], Manzini,
Mabboux). Cette complication contre-indique encore
bien plus les tentatives de réduction. Elle est d'ailleurs
presque impossible à reconnaître sans le secours de la
radiographie.

La luxation de la tête humérale se fait ici encore en
avant dans la plupart des cas, bien que d'après Sap-
pey, elle doive se produire en bas, la tête n'étant pas
maintenue de ce côté ; la variété sous-glénoïdienne est
au contraire peu fréquente (4 cas). On trouve plutôt la
tête sous l'apophyse coracoïde, rarement en dedans
(4 cas), un peu plus souvent sous la clavicule (7 cas),

---

[1] Gurlt, *Manchester Royal Infirmery*, obs. 100.
[2] Thamhayn, *loco citato*, n° 33.

On ne la trouve pas en arrière dans la fosse sous-épineuse, c'est à peu près la seule différence qu'il y ait à signaler avec les fractures du col anatomique ; ceci, mis à part, le pourcentage reste à peu près le même dans les deux variétés.

On trouve comme autre particularité, la fracture de la cavité glénoïde ; cette complication empêche la réduction durable et le déplacement se reproduit fatalement ; elle est rare et nous ne la trouvons que sur la pièce 729 *b* du Musée Dupuytren. C'est encore là une indication du traitement par la mobilisation simple.

Les côtes et l'apophyse coracoïde peuvent aussi se fracturer comme nous l'avons noté plus haut.

Mécanisme de la réparation.—Ce point de vue nous intéresse au plus haut degré, car si les lésions que nous venons de décrire peuvent disparaître ou du moins se corriger d'elles-mêmes, il est clair que nous n'aurons qu'à favoriser ce processus et à aider la nature ; si c'est impossible, l'intervention sera tout indiquée.

D'après les 26 observations où les phénomènes et le mécanisme de la guérison sont signalés, il est facile de voir que le fragment supérieur tend en général à s'atrophier, quand il ne se soude pas à la diaphyse, qu'il s'agisse de fracture du col anatomique ou chirurgical. Le fragment inférieur monte plutôt, de façon à se mettre en contact avec la cavité glénoïde pour y former une néarthrose plus ou moins complète : cette ascension du fragment diaphysaire est notée par

A. Cooper (2 cas), Huguier, Thamhayn (2 cas), Fergusson (2 cas), Travers-Amesbury, Houzelot, Lenoir, Lallemand, Malgaigne, Berger. Tous ces cas sont sûrs et confirmés ; on peut y ajouter une bonne partie de ceux qui n'ont pas été vérifiés, mais dans lesquels on a senti parfaitement la tête dans la glène, notamment ceux que nous publions en tête de notre travail. Il y a donc là une tendance naturelle à former une néarthrose, comme cela s'est produit cliniquement[1].

Dans d'autres cas, la tête se réunit tant bien que mal à l'humérus et forme une néocavité près de l'ancienne : cas de B. Auger, trois autres de Thamhayn, un autre de Riberi, enfin celui de la pièce 729 *b* du Musée Dupuytren. La nouvelle cavité se fait sur divers points du scapulum, soit en dessous de la cavité primitive (3 cas), soit un peu en avant (1 cas), soit en haut entre la base de l'apophyse coracoïde et la glène (2 cas).

Dans ces observations, les extrémités osseuses se polissent, on assiste à une néoformation d'os sur l'omoplate, sur la coracoïde, sur les muscles voisins qui s'atrophient, aux dépens du périoste irrité. Dans les cas heureux, la nouvelle articulation est identique à l'ancienne, comme le montrent les planches de Malgaigne et de B. Anger. On y trouve même un manchon à parois encroûtées çà et là de substance osseuse servant de capsule. La cavité ainsi rétablie est recouverte d'un enduit ostéo-cartilagineux, les muscles servent de ligaments à la fois actifs et passifs, en devenant fibreux par leur face voisine de l'articulation nouvelle.

[1] Malades de Peyrani, Riberi, et surtout de Trélat, de Heale et de Demarquay.

Néarthrose glénoïdienne ou extra-glénoïdienne aussi complète que possible, voilà ce que nous voudrions obtenir, et ce qui est amplement suffisant au point de vue fonctionnel.

Un troisième mode d'évolution est celui où apparaît une pseudarthrose entre les fragments, comme dans la pièce B 9 du Musée de l'hôpital Saint-Thomas de Londres, et à peu près sûrement dans les deux cas cités par Peyrani. Cliniquement, ce résultat est moins bon que les précédents ; il est d'ailleurs beaucoup plus difficile à obtenir, comme le déclare Berger : « La pseudarthrose si fréquente à la suite des fractures de la diaphyse humérale est très rare à l'extrémité supérieure de cet os et je ne crois pas qu'on l'ait observée dans les cas même où on a cherché à l'obtenir »[1].

Dans certaines observations enfin, il y a soudure fibreuse ou même ankylose osseuse entre l'humérus et l'omoplate[2].

Quel que soit le mode d'évolution, les parties voisines de la lésion s'organisent pour permettre le maximum de mouvement, dès l'instant que la luxation et la fracture ne sont pas réduites. C'est ce qui arrive à la longue, pourvu que le bras ne soit pas livré à lui-même et le malade laissé sans traitement (Lenoir); dans ce cas il se ferait une ankylose.

Si la capsule est peu déchirée, l'ouverture qui a livré passage à la côte s'obture très vite, comme chez le malade de Mabboux où il n'y en a plus qu'une faible

---

[1] Berger, *France médicale*, 1884, p. 1638.
[2] Observ. d'A Cooper (2), n° 53 de Thamhayn, Lenoir.

trace au bout d'un mois, Si au contraire la capsule est déchirée largement et toute la région remaniée, une capsule rudimentaire nécessairement, se formera aux dépens des débris de l'ancienne et des muscles voisins. Une sorte de synoviale pourra la recouvrir (Lallemand et Lenoir). Dans les cas où il y a fracture du col anatomique, la capsule ancienne persiste, parfois aussi dans l'autre variété de fracture ; nous la voyons nette, épaissie, visible sur la radiographie du malade de Linon [1].

Les muscles maintenus par leurs tendons, autour des extrémités osseuses appelées à rencontrer une articulation, sont tout indiqués pour servir de ligaments, et si une infection quelconque ne vient pas détruire le travail réparateur, ils vont fournir très vite le squelette du manchon périarticulaire. Certaines parties sont déjà transformées en tissu conjonctif au bout d'un mois.

Au bout de quelque temps également, les muscles atrophiés à la suite du traumatisme reprennent leur force et leur volume quand on les électrise et qu'on leur fait exécuter des mouvements. Les tendons rompus dont les extrémités se sont éloignées, en particulier pour le biceps, se soudent par leur extrémité utile au corps de l'humérus et continuent à faire mouvoir le bras comme par le passé (Lallemand). Manzini rapporte même que, chez un de ses malades, tous les tendons de l'épaule étaient ossifiés et rattachés au fragment inférieur.

[1] Linon, *Bull. de Soc. de chir.*, 1898, p. 1062.

Terminons en disant encore quelques mots sur le sort réservé à la tête dans les fractures du col anatomique. Nous savons qu'elle est parfois luxée bien loin de l'articulation, sous la clavicule où sous l'épine, alors que la diaphyse reste en rapport avec la glène.

Dans ces conditions, que va-t-elle devenir? Delpech craignait la nécrose comme nous l'avons dit; comment la voyons-nous se comporter au contraire? Elle est inutile, c'est entendu, et comme telle elle se soudera aux parties voisines et s'immobilisera; la nutrition sera entretenue par les lambeaux du périoste qui l'ont suivie et qui petit à petit la réuniront aux os voisins. Dans les cas de Cooper et de Lucas Senior, il y avait ankylose de la tête avec le scapulum et ankylose osseuse vraie; sur la pièce 729 du musée Dupuytren, il y a ankylose fibreuse avec l'apophyse coracoïde; la malade de Linon présente une soudure totale de la tête à la face externe de la diaphyse. Une simple languette osseuse peut la réunir aussi à distance avec l'humérus comme dans une observation de Cooper. Parfois la tolérance va plus loin, la tête restée libre s'entoure d'une pseudo synoviale et conserve des mouvements légers de glissement, quoique totalement séparée de l'humérus (Lallemand et Lenoir).

Très rarement, et pour des raisons peu connues, à la suite de tractions trop énergiques, il peut y avoir menace de suppuration; c'est exceptionnel : dans le cas de Delpech, il devait y avoir eu de fortes tentatives de réduction qui sont certaines dans les cas de

[1] Wood, *in* Thamhayn, n° 65.

Manzini et de Wood [1]; dans celui de Bergrath [2] où la tête placée sous la clavicule a suppuré, la fracture était comminutive et compliquée. Ce qui peut arriver de plus mauvais ou, selon nous, de meilleur, c'est l'atrophie ou la dégénérescence graisseuse de la tête (Riberi [3], Delorme).

Les parties de l'omoplate qui peuvent s'être brisées, ou les côtes fracturées se réparent ou se soudent aux os voisins. Ainsi l'apophyse coracoïde brisée dans le cas de Manzini s'était réunie à la clavicule, et la partie antérieure de la cavité glénoïde fracturée sur une pièce citée était fixée un peu en retrait à la partie voisine de la glène.

Comment résumer tous ces phénomènes de réparation et quelle conclusion en tirer? Nous dirons d'abord que la tête ne joue pas un rôle important dans la plupart des cas, pour la réparation : elle disparaît ou s'enkyste dans la luxation compliquée de fracture du col anatomique : dans l'autre variété, ou bien elle ne se trouve pas dans le voisinage du fragment inférieur et celui-ci remonte vers la cavité glénoïde et reforme une articulation, ou bien elle peut être réduite chez quelques malades et l'article se reconstituer : ainsi nous trouverons suivant les observations, néarthrose ou ancienne articulation, l'une et l'autre étant du reste suffisantes si les mouvements sont assez étendus.

---

[1] Wood, *in* Thamhayn, n° 68.
[2] Bergrath, *in* Thamhayn, n° 65.
[3] Riberi, *Gazette médicale*, 1843.

CHAPITRE IV

SYMPTOMATOLOGIE. — DIAGNOSTIC

I. Symptômes.

Ce chapitre ne nous arrêtera pas longtemps, car les symptômes ont été bien décrits dans la thèse d'Oger et complétés depuis dans la thèse de Beninson inspirée par Berger, à la suite d'une séance de la Société de chirurgie.

Pour Malgaigne, les symptômes sont d'ordinaire largement suffisants et permettent d'affirmer la luxation compliquée de fracture « à moins d'un gonflement énorme ou d'un embonpoint démesuré. On sent une dépression immédiatement sous l'acromion, signe certain d'une luxation ; on sent la tête humérale saillante dans l'aisselle, sans qu'il soit besoin d'écarter le bras, signe d'une luxation axillaire ; on sent l'apophyse coracoïde en rapport avec la partie supérieure de la tête de l'humérus, qui fait une saillie à peu près égale en dedans et en dehors de cette apophyse, signe de luxation sous-coracoïdienne. Tout est dit avec ces trois signes ».

Cette description par trop incomplète et schématique, est peut être suffisante dans les cas simples, très nets,

mais il faut ajouter d'autres signes pour plus de sûreté
dans les cas un peu difficiles, les plus nombreux : rap-
pelons surtout le plus important quand il existe, l'immobilité de la tête dans les mouvements de rotation
imprimés au bras ; signalons aussi l'épreuve contraire,
indiquée par Richet : la transmission des mouvements
du bras à l'extrémité de la diaphyse saillante dans le
moignon, quand on peut l'y percevoir. Si on ajoute le
rapprochement du bras vers le tronc malgré la luxation
qui devrait l'en éloigner, symptôme déjà noté par
Mabboux et décrit en détail dans la thèse de Beninson,
on arrive à un ensemble imposant de signes de la plus
haute valeur.

Tous ces éléments, moins le dernier, ont été con-
densés, d'ailleurs, dans la thèse de Morel-Lavallée et
nous ne pouvons nous dispenser de citer le passage :
« La dépression ou la dépressibilité des parties molles
au niveau de la cavité abandonnée, le relief ou la résis-
tance anormale qu'offre dans un point voisin la tête
déplacée, voilà pour la luxation ; la non-participation
de cette tête aux mouvements du corps de l'os, la faci-
lité d'imprimer ces mouvements, quelquefois la saillie
anguleuse des fragments, une crépitation parfois très
franche, toujours le raccourcissement du membre, tels
sont les signes qui appartiennent à la fracture. »

Si tous ces symptômes sont recherchés et trouvés,
y compris le rapprochement du bras près du tronc, on
est en droit de conclure à une luxation compliquée de
fracture. Et malgré cela que d'incertitude, quels tâton-
nements nous voyons jusqu'ici quand il s'agit d'affirmer la lésion, même parmi les meilleurs chirurgiens !

Un autre signe qu'on devra toujours rechercher et qui est parfois capital dans les moments d'hésitation, c'est celui que fournissent les mouvements de rotation du bras. Le professeur Gangolphe n'oublie jamais de voir s'il existe, lorsqu'il y a doute. Et il lui a rendu service un jour. Un pharmacien morphinomane et alcoolique fait une chute, il paraît y avoir une luxation ; or, on sait que la rotation dans la luxation est relativement peu douloureuse. M. Gangolphe l'essaie et le blessé pousse aussitôt un cri en indiquant un point très douloureux : il existait, en effet, une fracture de l'humérus.

Au contraire, chez une femme de quatre-vingt-six ans. et bien que les vieillards se fassent plutôt des fractures, ce signe n'existe pas, il n'y a qu'une luxation qu'on réduit séance tenante.

Les symptômes ordinaires des luxations et des fractures viendront encore se surajouter : ecchymose, gonflement, impotence fonctionnelle, mobilité anormale s'il n'y a pas engrènement; mais en somme ils n'aident pas à faire le diagnostic ; quelques-uns gêneront plutôt, en particulier le gonflement, obstacle sérieux qui a fait commettre à Dupuytren une erreur grave en lui cachant la luxation. Aussi tous les symptômes cités n'ont-ils de valeur absolue que peu de temps après l'accident ou, en tout cas quand les parties molles ne sont plus trop œdématiées et infiltrées de sang.

Si la région est gonflée, douloureuse, les mouvements difficiles. l'exploration presque impossible, on n'aura de certitude qu'avec une seule méthode et c'est là que nous abordons un point de vue tout nouveau, capital en la question ; cette méthode qui va nous rendre ici un signalé service : c'est la radiographie. Il faut actuellement faire entrer en ligne de compte ce nouveau procédé pour tout ce qui concerne les fratures et les luxations, et dans ce cas plus que jamais. Il est bien certain qu'en présence d'une épreuve comme celle que nous avons en tête de ce travail, ou même par un simple coup d'œil sur l'écran pendant la radioscopie, il n'est plus permis de douter ; c'est là en somme le dernier et le meilleur symptôme, signe palpable pour ainsi dire et irréfutable s'il en fût, applicable dans tous les cas et vous faisant toucher du doigt le traumatisme. Aussi nous pouvons dire que le traitement définitif ne devra jamais être institué avant d'avoir la radiographie des malades.

Insistons un peu sur un signe fréquent et heureusement peu durable : la paralysie du deltoïde ; même dans les cas graves, on ne cite pas de déchirure du nerf circonflexe, et cependant le muscle est longtemps paralysé ; l'abduction est impossible et ne reparaît qu'en dernier lieu, après tous les autres mouvements. Dans notre observation II, le muscle ne se contracte même pas par l'électricité au bout d'un mois, quoique la sensibilité soit conservée. Tant que celle-ci ne disparaît pas, c'est que la motilité n'est pas menacée, et qu'elle reparaîtra un jour, comme l'a démontré Duchenne. Le nerf a été seulement comprimé ou contusionné, sans être gravement atteint. Cette paralysie passagère cède, en général, après quelques séances d'électrisation ; mais si l'abduction restait impossible, et que le moignon de l'épaule s'atrophie, on se trouverait en présence d'une complication plus grave de la luxation compliquée de fracture ; nous en reparlerons à propos du traitement.

Notons enfin, comme dans l'observation II, des phéno-mènes légèrement douloureux au début, au niveau des branches du plexus brachial. A la suite du tiraille-ment produit pendant le traumatisme ou par la posi-tion de la tête, dans la luxation sous-coracoïdienne, les malades éprouvent quelque souffrance par la pres-sion sur le plexus dans le creux sus-claviculaire ou dans les mouvements. Et cependant, les nerfs ne sont pas gravement atteints, le radial, le plus fréquemment pris dans ces lésions, n'est pas paralysé. Il ne faut pas s'effrayer le moins du monde, ce symptôme disparaît rapidement sans laisser de traces.

II. Diagnostic.

Le diagnostic a été traité, comme la symptomato-logie dans tous ses détails ; il ne nous reste que fort peu de chose à dire ; les articles de Poirier et Henne-quin, le travail de Mabboux et la thèse d'Oger sont très complets ; nous ne rappellerons donc que les grandes lignes.

D'ailleurs, avec le mode de traitement que nous pré-conisons, il n'est plus aussi nécessaire de savoir si la fracture siège au col anatomique ou au col chirurgical, ce qui était jusqu'ici le point le plus controversé. Les seules choses intéressantes, sont les suivantes : Recon-naître la concomitance de la luxation et de la frac-ture, savoir si le cas est simple ou s'il existe quelque complication ; c'est en effet sur ces deux constations que va se se baser le traitement.

A un point de vue plutôt scientifique que pratique, si l'on peut dire, nous pourrons rechercher le siège exact de la fracture. Beaucoup de chirurgiens ont mis en doute la possibilité de le découvrir, et Lenoir s'est fait l'interprète de ceux qui doutaient, en disant : « J'admets qu'il est facile de reconnaître la fracture du col chirurgical..., je nie qu'il en soit ainsi dans la fracture du col anatomique ; je nie que dans ce cas, il soit facile de reconnaître sur le vivant la luxation de la calotte osseuse et cartilagineuse qui forme le fragment supérieur de cette fracture ; je nie jusqu'à preuve du contraire, qu'il soit facile de la sentir au milieu des parties molles du moignon de l'épaule, et je nie enfin qu'il soit possible et qu'il convienne de la replacer dans la cavité glénoïde à l'aide de pressions bilatérales directes [1] ». Ces affirmations sont claires, et pourtant même pour la fracture du col anatomique, il n'est pas douteux qu'on puisse y parvenir, sinon le premier jour et au moment du premier examen, du moins après plusieurs séances de recherches ; Malgaigne et Demarquay y sont bien arrivés.

Ces discussions sont d'autant plus vaines aujourd'hui, que nous avons près de nous l'instrument merveilleux dont nous parlions tout à l'heure, qui nous donne des images précises de la lésion et nous la met sous les yeux ; il suffit de savoir interpréter les radiographies pour être fixé de suite et pour élucider en

---

[1] Lenoir, *loco citato*.

quelques minutes les points importants dont nous parlions tout à l'heure : l'ombre de la calotte seule,
séparée de la diaphyse, signifie pour nous col anatomique, l'ombre de la calotte avec au-dessous le dessin
des tubérosités plus ou moins complètes, veut dire col
chirurgical ; tête sous l'apophyse coracoïde, sous la
glène ou sous la clavicule indique luxations coracoïdienne, sous-glénoïdienne ou claviculaire, et tout
est dit après cela, plus le moindre doute. Le gonflement énorme, les masses adipeuses ne sont plus des
obstacles ; nous reconnaissons en quelques instants,
grâce à la radioscopie les dégâts dans leur ensemble, et
nous les fixons sur le papier pour en déduire le traitement tout à notre aise. Nous n'avons plus à craindre
de réduire « à tâtons » une tête esquilleuse comprimant les vaisseaux axillaires ou embrochant les filets
du plexus brachial par sa surface de fracture ; nous
connaissons la position exacte et la distance qu'elle
aurait à parcourir ; nous sommes fixés sur les rapports
des deux fragments entr'eux et du corps de l'os avec la
glène, et cela malgré le sang épanché, la contracture
des muscles, le peu de déformation et de crépitation.

Avant l'emploi de la radiographie, nous avons vu qu'on
pouvait faire le diagnostic exact ; en face des observations d'Houzelot, de Lucas Senior et de Lenoir où on
ne le fit pas, on peut mettre deux cas de Thamhayn [1]
et celui de Morton [2], plus les deux que nous avons cités,
où la lésion a été reconnue ; aujourd'hui encore, la

---

[1] Thamheyn, *loco citato*, n°s 2 et 9.
[2] Morton, *American Journal of the med. Sc.*, 1884, p. 173.

radiographie ne fait souvent que confirmer le diagnostic. C'est qu'il est un autre bon moyen d'y arriver, et ce moyen, c'est l'anesthésie. Elle joue même ici un double rôle, outre les douleurs qu'elle évite au malade : ou bien elle nous montre que nous nous trouvons en présence d'une luxation simple et la réduction est possible sur le champ, ou bien c'est de luxation compliquée de fracture qu'il s'agit. La réduction ne sera pas possible en général, mais le chirurgien sera fixé après un examen méthodique en retrouvant les signes de la double lésion. On s'est demandé, à ce propos, si l'anesthésie était légitime ; Forget[1], au nom de la Société de chirurgie, la condamnait et Gosselin la proscrivait ; on voit malgré cela qu'elle a plusieurs raisons d'être pratiquée. Elle n'offre d'ailleurs pas plus d'inconvénients ici que dans n'importe quelle intervention, si elle est bien faite, et quoiqu'il s'agisse de traumatisme de l'épaule. Les cas suivis d'accidents sont plutôt imputables à une contre-indication venant du malade, à la mauvaise qualité du chloroforme ou à un défaut de surveillance, parfois aussi à une compression intense du thorax pendant la réduction. Aussi nous conseillons, pour plus de sûreté, d'employer l'éther et de ne pas faire de tractions énergiques. M. le professeur Gangolphe, qui l'a toujours utilisé à la suite de Richet, de Reclus et de beaucoup d'autres, s'en est fort bien trouvé jusqu'ici.

En résumé, nous pouvons dire dès maintenant qu'il

---

[1] Forget, réponse à une question de Charry, de Castelnaudary, à propos du traitement.

faut d'abord chercher, par un examen soigné du malade, s'il présente une lésion : fracture ou luxation. Celle-ci bien constatée, il faut rechercher s'il en existe une seconde, et ceci est indispensable dans ces trauma - tismes. « Ce qui fait, dit Malgaigne, que la luxation ou la fracture sont méconnues, c'est que l'une des deux lésions suffisant à rendre compte des principaux symp- tômes, le chirurgien, après l'avoir reconnue, ne porte pas plus loin ses investigations ». C'est là le gros écueil à éviter, écueil grave pour l'avenir du membre ainsi que le prouvent le malade de qui Malgaigne disait ces mots et un autre de Champenois, restés infirmes.

Efforçons-nous donc toujours de retrouver la double lésion, pensons à sa fréquence ; n'oublions pas de cher- cher le pouls, de noter le refroidissement du membre, de voir la sensibilité, signes qui indiquent pour peu qu'ils persistent, quelque complication grave, et seule- ment ensuite voyons, si possible, le siège exact de la fracture. Hennequin a donné quelques signes entre les deux variétés : la déviation nulle, le deltoïde normal et non dépressible, les trochanters en place, l'absence de raccourcissement, le manque fréquent de crépita- tion, la mobilisation facile de l'humérus, la petite masse osseuse de la tête dans le voisinage de la glène nous feront pencher pour le col anatomique ; au contraire la déviation nette, la dépressibilité des parties molles sous la voûte acromiale, l'effacement du relief deltoï- dien, le raccourcissement, la crépitation, la difficulté des mouvements, la masse plus considérable de la tête détachée sont plutôt en faveur du col chirurgical.

Ajoutons que ces symptômes ne sont pas souvent

nets et faciles à apprécier, et que ce qui est faisable pour un chirurgien de la valeur d'Hennequin ne l'est pas toujours pour un praticien ordinaire.

Quoi qu'il en soit, la radiographie tranchera la question, aidée de l'anesthésie.

CHAPITRE V

COMPLICATIONS. — MARCHE. — PRONOSTIC

I Complications.

Existe-t-il fréquemment des complications dans les luxations avec fractures de l'humérus ? Si l'on considère comme telles, ainsi que l'a fait Oger, les fractures multiples ou comminutives de la tête et des os voisins, on peut répondre oui. Mais, à notre avis, à part l'observation d'Hingeston où la tête était divisée en six fragments, dans tous les autres cas on ne peut dire qu'il y avait complication.

Lorsqu'on se trouve, par contre, en présence d'un malade dont la peau est perforée par un fragment, dont les vaisseaux et les nerfs de l'aisselle sont déchirés, qui a de la suppuration dans son foyer de fracture, le cas est beaucoup plus grave. En effet, si les lésions osseuses se réparent relativement vite, il n'en va pas de même pour la guérison des organes et des foyers purulents.

La blessure des téguments, ou complication au terme strict du mot, est exceptionnelle, nous n'en trouvons qu'un exemple chez le malade de Bergrath, traîné par

---

[1] Hingeston, *in* thèse de Morel Lavallée.

un cheval, « l'extrémité supérieure de la diaphyse se faisait jour à travers la peau de l'aisselle », ce qui n'empêche pas toutefois les tentatives de réduction et d'extension. Le malade guérit après ablation de la tête.

La blessure des vaisseaux est plus fréquente, et nous entendons par là la lésion des tuniques ou la compression prolongée avec suppression du pouls et de la circulation du membre, puis refroidissement plus ou moins durable. Souvent signalée dans les luxations simples de l'épaule par suite de la fréquence de cette affection, nous en trouvons trois cas dans les luxations compliquées de fractures : celui de Skey[1] où l'artère axillaire avait été embrochée par un fragment, et deux du professeur Tripier où il y avait compression du vaisseau et rupture des deux tuniques internes avec étirement de l'adventice. Les symptômes que nous citons plus haut existaient dans ces cas et, dans le dernier, la gangrène se déclare rapidement, le malade étant diabétique. Notons que ces lésions pourraient fort bien se produire pendant la réduction, car dans la luxation sous-coracoïdienne la tête repousse d'ordinaire le paquet vasculo-nerveux sans qu'il en résulte heureusement le moindre inconvénient.

Les lésions nerveuses sont rares même dans la simple luxation de l'épaule où il n'en a été signalé qu'une dizaine de cas dont deux rebelles : l'un avec paralysie du membre supérieur, l'autre avec paralysie du deltoïde. Nous ne trouvons que deux cas de Nicaise[2] à

---

[1] Skey, *Medical Times*, 1860.
[2] Nicaise, *Revue de Chirurgie*, 1891, p. 567.

citer ici, et encore n'y avait-il chez ses malades qu'une luxation de l'épaule avec fracture du trochiter. Il y eut arrachement et névrite du nerf circonflexe. Cette complication pourrait aussi se produire pendant les efforts de réduction et Malgaigne les fit cesser dans un cas, parce qu'il vit le médian se tendre et craignit de le rompre. Il n'y a pas d'exemple où un filet nerveux ait été ici emprisonné dans le cal, comme l'a montré Ollier pour le radial dans les fractures simples de l'humérus.

Notons encore les deux cas de Poirier et Mauclaire, où il y eut des fourmillements qui firent décider l'intervention, inutile à ce point de vue, d'après nous, dans ces cas particuliers.

Bref, s'il arrivait de rencontrer cette complication, il est certain que ce serait une indication d'intervenir pour éviter une impotence future.

Quant aux foyers de suppuration secondaires, nous ne les avons constatés qu'à la suite des tractions énergiques. Lorsqu'on les tente sur des vieillards ou des affaiblis, il est certain qu'on s'expose à cet accident. C'est donc là une contre-indication de les essayer et nous en prenons bonne note. Nous voyons même, dans une publication de M. le professeur Gangolphe, la suppuration signalée dans les foyers de fracture chez des hommes jeunes et bien portants ; rien d'étonnant, dès lors, qu'elle soit survenue chez les blessés de Wood et de Manzini après le véritable écartèlement qu'on leur avait fait subir. Et il faut se méfier de l'ostéomyélite traumatique quand le malade est porteur d'une simple et quelconque petite plaie. Comme le disait élégamment le professeur Tripier : « une fracture peut être regardée comme compliquée toutes les fois que le sujet a une écorchure dans le dos » ; c'est une porte d'entrée pour les bacilles pyogènes chez les affaiblis.

Une dernière complication, celle-là très grave quoique tardive, et que nous voulons éviter à tout prix, c'est la raideur articulaire ; c'est un terrible danger au niveau de l'épaule, comme le fait remarquer Malgaigne dans ses leçons d'orthopédie, car cette articulation s'ankylose et se détruit bien vite ; aussi pensons-nous qu'il vaut mieux mobiliser sans perdre de temps que de s'attarder à chercher une réduction impossible : mieux vaut un membre déformé, mais agile, qu'un membre normal, mais raide.

II. **Marche**

La marche varie nécessairement avec le traitement adopté et aussi avec la gravité de la lésion. Il est certain que le traumatisme livré à lui-même, peu ou mal soigné, mène droit à l'ankylose, comme le montre l'observation de Champenois, où un plâtre avait été appliqué le premier jour, et bien d'autres exemples. Si l'on arrivait à réduire la tête et à imprimer de bonne heure des mouvements au membre, on aurait un résultat satisfaisant. Dans les quelques cas où la tête a été replacée et suturée ou enlevée, le fonctionnement n'en a pas été meilleur. Nous verrons enfin que dans les cas où la mobilisation est le seul moyen de guérison utilisé, nous pouvons rendre au blessé un membre qui lui permette de reprendre son métier.

Il est clair aussi que, dans les complications, la marche ne fera qu'accentuer les désordres, et que si l'on n'intervient pas énergiquement, on ira droit à l'anky- lose, à la gangrène, à l'atrophie et à l'impotence du membre, ou enfin à l'épuisement qui enlèvera le ma- lade.

III. **Pronostic**

Le pronostic de l'affection est toujours grave ; c'est surtout le point de vue fonctionnel que nous visons dans ces mots ; malgré tout ce que l'on pourra faire, le bras ne redeviendra pas aussi mobile et aussi solide qu'au- paravant, il présentera presque sûrement un affaiblis- sement et une raideur relatives.

Il est assez difficile de suivre longtemps les malades mais, quelle que soit la méthode que l'on emploie, voire même l'extirpation de la tête, on n'obtiendra qu'un résultat satisfaisant : au fond, les malades ne de- mandent pas davantage. C'est surtout l'abduction qui se fait mal par suite de la disposition des extrémités osseuses, trop courtes après la résection, ou gênées par le cal dans le cas où on mobilise seulement l'épaule.

Ce qu'il faut bien savoir, c'est que le retour des mouvements est long : la mobilisation la mieux dirigée dans les cas favorables, même si on a pu réduire, de- mande de trois à cinq mois pour que le malade puisse mettre seul lamain sur l'épaule saine, derrière son dos ou horizontalement. Si on a extrait la tête, il faut du reste autant de temps.

Lorsqu'il y a des complications, le pronostic devient mauvais si l'on n'agit rapidement ; dans les cas où il surviendrait une inflammation grave, la vie du malade est menacée : sur trois exemples, un seul malade s'en tira. Chez le malade du Pr Tripier, la gangrène survient à la suite de la blessure de l'axillaire, et la mort s'ensuit, le malade étant diabétique.

Nous pouvons conclure que le chirurgien est autorisé à réserver son opinion quand il a diagnostiqué la lésion. Il ne lui reste qu'à instituer le traitement en agissant au mieux des intérêts du malade.

CHAPITRE VI

ÉTUDE CRITIQUE DES DIVERS TRAITEMENTS

Le chirurgien se trouve en présence d'une luxation compliquée de fracture, que fera-t-il? La phrase de B. Anger à propos de cette lésion, « célèbre par les difficultés à vaincre dans le diagnostic et par les obstacles à la réduction », est toujours aussi vraie.

Les anciens praticiens, jusqu'au milieu du xixe siècle, avaient trois méthodes à leur disposition.

I. Une première méthode, dite « Méthode ancienne », consistait à chercher la consolidation de la fracture par les moyens ordinaires, puis à réduire la luxation en se servant du levier fourni par l'humérus redevenu solide. Aristion, Guill. de Salicet, Guy de Chauliac, Société de chirurgie (en 1851).

II. Une deuxième méthode, dite « Méthode de réduction primitive par traction simple », où on ne s'occupait de la fracture que secondairement, quand la luxation avait disparu ; c'est la plus connue et la plus employée (Pasicrate, Héliodore, J.-L. Petit, Boyer, A. Cooper).

III. La troisième méthode, dite « Méthode de Riberi » cherche à obtenir de bonne heure une pseudarthrose entre les deux fragments, au moyen de la mobilisation précoce; c'est cette méthode qui touche de plus près à celle que nous préconisons, quoiqu'elle s'en sépare par certains points (Riberi, Peyrani, Luigi Gallo).

En 1852, avec le Mémoire de Richet « sur la possibilité de réduire les luxations de l'extrémité supérieure de l'humérus et du fémur compliquées de fracture de ces os », apparaît un nouveau mode d'intervention, ou plutôt une transformation de la deuxième méthode.

IV. C'est la méthode dite « Méthode de Richet ou par refoulement ». Elle sera modifiée en 1884 par Berger, qui combine les méthodes II et IV, et unit l'extension légère au refoulement.

V. Une dernière méthode, contenue en germe dans les cliniques de Delpech, mais passée seulement daus la pratique en 1884 et employée par Morton, est « la Méthode de Delpech ». Elle consiste à extirper la tête, devenue gênante pour la réduction ou dangereuse pour le malade, par les douleurs, la suppuration et les fistules qu'elle peut amener! Depuis, différents procédés par intervention sanglante ont été tentés : Mears recherche la pseudarthrose, par section à la scie de la tête humérale, quand il y a ankylose de celle-ci; Mac Cormac. Croft et Clutton proposent « la reposition de la tête » avec ou sans suture, et l'ablation seulement dans le cas où on ne pourrait la remettre en place.

Ils ont du reste été imités par Berger dans un cas, en 1896. Nous réunirons toutes ces interventions sous le nom de « Méthode sanglante ».

Nous nous trouvons donc actuellement en présence des méthodes suivantes :

I. Méthode ancienne.

II. Méthode de réduction avec ses trois variétés.

III. Méthode sanglante.

IV. Méthode des mouvements ou de Riberi.

Nous mettons celle-ci en dernier lieu, quoique plus ancienne, parce qu'elle nous servira de transition pour passer au traitement que nous préconisons.

I. Méthode ancienne.

Nous ne nous y attarderons guère, car elle est à peu près délaissée aujourd'hui, et vraisemblablement elle ne sera plus utilisée. Il est certain que malgré les trois succès relatés par Oger [1] (cas de Baroni, Langenbeck, Warren), c'est l'intervention la moins rationnelle, son pourcentage de succès le prouve bien : 3o pour 1oo, Toutes les autres interventions donnent sensiblement plus comme nous le verrons, et cependant comme le fait remarquer Poirier : « Si cette méthode a rapporté trois succès sur dix observations ; dans ces trois cas, il s'agissait d'une fracture du col chirurgical, lésion permettant ici une réduction facile. »

Nous trouvons même l'un des succès mis en doute à juste titre par beaucoup d'auteurs : cas de Baroni où la luxation fut réduite le seizième jour chez un malade de trente ans ; il n'est guère admissible qu'il y ait un cal solide au bout d'une quinzaine de jours, et ce serait plutôt un cas de réduction simple.

En face de ces résultats favorables nous trouvons

[1] Oger, *loco citato*, p. 53-55.

sept échecs, ce qui n'est pas fait pour nous étonner, le
moindre danger étant ici de briser le col, c'est ce qui
arriva à Trélat dans des tentatives faites du vingt au
vingt-cinquième jour. Dans les six autres cas, pas de
détails.

Un autre défaut considérable de cette méthode, c'est
l'impossibilité de l'utiliser dans les fractures du col
anatomique. Il est à peu près sûr qu'au bout de vingt à
trente jours, la plaie de la capsule articulaire se sera
rétrécie ou obturée de façon à empêcher la réintégra-
tion de la tête, la diaphyse aura contracté des adhérences d'un côté, la tête de l'autre, et les deux fragments seront trop éloignés pour se souder jamais et
pour être réunis ensemble dans la cavité glénoïde.
D'ailleurs ce résultat ne servirait à rien, une néarthrose
aurait déjà commencé à se former, ce serait peut-être
même dangereux, comme l'a dit le professeur Berger
auquel nous laissons la parole : « Non seulement la
déchirure de la capsule peut être en partie réparée et
la cavité articulaire oblitérée en partie par des débris,
mais des adhérences unissent la tête au tissu cellulaire,
aux ligaments, aux muscles environnants, et si, aussitôt
après l'accident, il y avait quelque menace de rupture des nerfs ou des vaisseaux contigus au col de l'humérus par les tractions exercées sur cet os, combien ce
danger n'est-il pas accru par l'union que ces organes
ont inévitablement contractée avec la couche périphérique du cal provisoire ! A une faible chance de réduction, l'on doit opposer la certitude d'un retour inflammatoire par les manœuvres nouvelles, la possibilité de
lésions surajoutées des tissus avoisinant la fracture, de

rupture des nerfs du plexus brachial, de l'artère, de la veine axillaire et, sans aller si loin, l'éventualité d'une fracture itérative du col de l'humérus, encore imparfaitement consolidé. »

Dans ces conditions, comme le pense Richet lui-même à propos des cas où l'on aurait à intervenir tardivement, il vaut bien mieux essayer la mobilisation et l'électrisation.

En résumé, cette méthode n'est pas rationnelle, elle n'a guère donné de succès ; elle est souvent inutile et peut même devenir dangereuse. Malgaigne lui reconnaissait un seul mérite, et disait « que, même en cas d'insuccès, il en résulte encore un certain bénéfice pour le malade, en raison de l'allongement des liens fibreux qui sont le principal obstacle à l'extension des mouvements[1] ». C'est bien minime, si c'est là toute la valeur du procédé ; la méthode des mouvements peut le donner aussi bien, et nous estimons que l'on ne doit plus utiliser ce traitement, malgré les quelques succès obtenus et malgré l'opinion d'Hamilton[2], qui la préconise encore dans les cas même récents, après l'échec de la méthode par refoulement. Nous avons, en effet, des moyens plus pratiques à notre disposition.

II. Méthode de réduction immédiate.

Elle a subi une évolution considérable depuis ses origines jusqu'à aujourd'hui. Nous avons vu que les

---

[1] Malgaigne, *J. de chirurgie*, 1843, III, p. 90.
[2] Hamilton, *Tr. des Fr. et des Lux.*, trad. franç., 1884.

anciens chirurgiens la pratiquaient en faisant surtout de l'extension par le procédé dit « du talon », ou par quelque autre méthode datant d'Hippocrate. Ces moyens ne différaient en rien de ceux qu'on emploie pour la réduction des luxations simples, si ce n'est qu'ils agissaient sur une double lésion, nous ne faisons que les citer.

Au XIXe siècle, comme nous l'avons dit, apparaît un nouveau procédé, signalé déjà par Nélaton (méthode par coaptation ou pressions bilatérales), puis par Gerdy (méthode répulsive directe), pour les luxations simples ; en 1850, par Chassaignac[1], qui conseille aussi de réduire sous anesthésie ; Morel-Lavallée[2] en parle aussi « comme d'une chose généralement connue ».

Toutefois, si Houghton, Peyrani, Ritter, Bernhardt de Rottenburgh l'avaient utilisé à propos de leurs malades, c'est pourtant Richet qui, en 1852, a contribué pour la plus large part, dans les séances de la Société de chirurgie, à « vulgariser, par une savante discussion et une agglomération judicieuse de preuves théoriques et pratiques, une opinion qui, jusqu'à ce jour, était restée peu connue ».

Essayée, depuis lors, dans la plupart des luxations compliquées de fracture, la réduction immédiate par refoulement règne en maîtresse jusqu'en 1884, malgré d'assez nombreux insuccès ; à ce moment, elle est remaniée par Berger, qui, comme nous l'avons dit, y

---

[1] Chassaignac, th. de concours sur les fract. compliq., 1850.
[2] Morel-Lavallée, th. de concours, 1851.

ajoute des tractions légères horizontales, avec quelques kilogrammes seulement, et conseille, au besoin, de refouler avec le poinçon de Duplay, si les doigts ne suffisent pas pour chasser la tête vers la glène.

Dans son essence, la méthode dite de Richet consiste, les deux mains étant appliquées l'une en avant l'autre en arrière de l'épaule, à prendre point d'appui sur l'acromion avec les deux pouces, et à refouler par de petits efforts la tête de dehors en dedans avec les quatre derniers doigts, pénétrant jusqu'au-dessous d'elle.

En principe, cette méthode serait excellente si elle était applicable à tous les cas. De plus, ses adeptes n'ont pas remarqué les graves défauts qu'elle présente et qui la font quelquefois échouer dans les cas simples.

Dans les luxations compliquées de fracture du col anatomique, elle n'est pas utilisable; recommandée en effet par son auteur pour la fracture du col chirurgical, elle a échoué dans la deuxième variété, entre les mains des plus habiles chirurgiens : Demarquay, Heale, Lallemand, Langenbeck, Mabboux et d'autres encore; c'est dire qu'elle n'a pas donné de succès. Même dans les observations avec fracture du col chirurgical, elle échoue souvent encore : Richet lui-même, Demarquay, Fischer, Huguier, Charry, Gosselin [1] et d'autres nous en fournissent des exemples. Nous en aurons dit suffisamment quand on saura que, pour 36 réductions, on compte 28 insuccès; et encore, parmi ces réductions, il en est où on a été obligé d'exercer plusieurs séances

---

[1] Tous les auteurs cités ici sont rapportés par Oger.

de tractions dangereuses. Dans 4 cas même, à la suite de ces tentatives, il est survenu des accidents mortels. Le bilan du procédé n'est donc pas extrêmement brillant : 55 pour 100 de succès dans la statistique brute.

Il n'est pas douteux que si l'on pouvait réduire la luxation qui complique la fracture du col anatomique, et surtout la maintenir réduite jusqu'à consolidation osseuse en bonne position, tout en évitant l'ankylose et même la raideur, ce serait l'idéal. Mais on se trouve là en présence de difficultés presque insurmontables, et l'immobilisation mènerait droit à l'ankylose. Si on intervient au bout de quelques jours, la déchirure de la capsule peut être obturée et la réduction impossible, comme il a été dit plus haut. La tête peut encore se trouver fort éloignée de son point de sortie de la capsule et il arrivera qu'on la dirigera dans une mauvaise direction.

En outre, que deviendra la tête réduite? Delpech pensait qu'elle aurait moins de tendance à s'éliminer : c'est peut-être le contraire qui arriverait, et l'ostéomyélite des foyers de fracture se déclare fréquemment après des tentatives de mobilisation et de réduction. Enfin, au point de vue fonctionnel, et c'est là peut-être la plus grave objection, y a-t-il avantage à cette « reposition »? La consolidation osseuse ne se faisant pas ou se faisant mal, les mouvements seront certes moins étendus et plus difficiles que s'il n'y avait pas eu de réduction.

En résumé, pour cette fracture du col anatomique, nous voyons qu'il n'y a aucun profit à attendre ici, mal-

gré le cas de guérison de Bertin[1], qui est unique. Les
auteurs qui sont partisans de la réduction à outrance
n'ont pas considéré ce point de vue, car Richet lui-
même disait que sa méthode ne s'appliquait « qu'aux
cas où la fracture siège au-dessous du col anatomique ».

Et d'une contre-indication. Et maintenant, voyons-
la dans l'autre variété. Nous avons déjà noté 28 insuccès et 4 accidents par la réduction sur 68 cas. Nous
pouvons encore y ajouter 6 insuccès nouveaux signalés :
1 par Beninson[2], 1 par Delorme, 1 de Lenoir[3], et
3 par nous-même. Nous arrivons ainsi à 38 insuccès
pour 36 succès plus ou moins complets ; cette méthode
ne peut donc servir indistinctement dans tous les cas.

Et cela se conçoit fort bien : qu'ici encore la tête ne
puisse rentrer dans l'orifice capsulaire, que celui-ci se
soit refermé, ou qu'au contraire la capsule soit trop
détruite ; qu'une bride tendineuse, musculaire ou liga-
menteuse sépare la tête de la diaphyse ou de la cavité
glénoïde, et voilà la réduction impossible ; de même si
les fragments sont engrenés ou la tête soudée au corps
de l'os. Cela peut aller au point que la réduction est
presque impossible quand l'articulation est ouverte et
que le chirurgien se sert d'un instrument solide,
comme chez le malade de Beninson dont nous venons
de parler, et pour lequel Berger ne put réussir qu'avec
le davier de Farabeuf et en tirant forteuent. Or, malgré l'intervention, le malade n'atteignit l'horizontale

---

[1] Bertin, *Bull. de Soc. de Chir.*, 1883, p. 82.
[2] Beninson, th. de Paris, 1896, obs. IV.
[3] Luion, *Bull. de Soc. de Chir*, 1898, p. 1062.

qu'au bout de cinq mois, alors qu'un des nôtres y arrivait au bout de trois, quoique n'ayant été traité que par la mobilisation. Il est d'ailleurs fréquent, dans la méthode de Richet, de n'avoir des améliorations sérieuses ou des guérisons qu'au bout d'un temps variant de trois à sept mois, comme la plupart de ceux qui sont traités par la mobilisation.

Nous savons qu'en regard de ce cas, on peut mettre d'autres cas où les blessés ont retrouvé plus vite leurs mouvements, mais il n'en est pas moins vrai qu'il y a des échecs fréquents. Nous ne prétendons pas, du reste, qu'il faille la repousser absolument de parti pris, ce serait nous mettre en contradiction avec les plus grands praticiens ; nous savons même que le premier acte du chirurgien en pareil cas est de l'employer, c'est, en quelque sorte instinctif. C'est d'autant plus juste qu'on croit, on peut dire toujours, au premier abord, à une simple luxation. et naturellement les procédés de Kocher et de Mothe, ainsi que le refoulement direct, tout cela semble indiqué. Mais si ces simples efforts ne donnent pas de résultat, et nous sommes malheureusement persuadé que c'est la règle, nous conseillons de ne pas insister et de cesser toute tentative : ici, comme pour la méthode ancienne, elles sont souvent inutiles, et de plus fréquemment dangereuses ; les insuccès nombreux prouvent le premier point, et sont d'autant plus probables qu'on s'éloigne du moment de l'accident ; les accidents mortels observés par Langenbeck, par un chirurgien de Manchester, par Manzini et par Wood prouvent suffisamment le second point.

Richet, en personne, craignait les tractions et

recommandait de tenir seulement le bras « vis-à-vis de de la cavité glénoïde et de n'exercer sur lui qu'une légère traction, de manière à ne déchirer aucun des liens fibreux ou vasculaires qui peuvent encore l'unir au fragment supérieur et servir à la nutrition de ce dernier ».

En somme, cette méthode simple dans quelques cas, donne souvent peu de résultats, et il faudrait parfois, pour réduire, des tractions violentes et répétées que nous jugeons dangereuses. Elle est, en outre, inapplicable au col anatomique. Aussi croyons-nous qu'il faut la réserver à un très petit nombre de blessés, chez qui la réduction se fera facilement et pour ainsi dire avant qu'on ait posé le diagnostic exact, quand on croira encore à une simple luxation de l'épaule.

III. **Méthode sanglante.**

Elle est entrevue en 1827, comme nous l'avons dit, par Delpech, qui se demandait « comment le petit fragment d'une pareille fracture aurait pu subsister » ; il affirmait qu'il fallait l'enlever, car « la petite pièce étant complètement isolée, il était indubitable qu'elle aurait certainement péri, et que le corps étranger qu'elle aurait constitué n'aurait pu manquer de causer une inflammation des plus étendues et tout à la fois des plus dangereuses, à cause de l'état de l'articulation ».

Cette méthode tend, avec les progrès de l'antisepsie, à devenir le corollaire de la méthode de réduction ; quand celle-ci n'est pas possible, le chirurgien pense à extirper le fragment gênant.

C'est ce que fait, sans succès d'ailleurs, Morton de Philadelphie, en 1884 ; son malade meurt au treizième jour, de diarrhée ! Sous prétexte qu'il existe une compression nerveuse manifestée par quelques fourmillements, et « pour éviter l'impotence fonctionnelle », Poirier extrait la tête humérale chez deux de ses malades. en 1889 et en 1892 ; résultat : au bout de trois mois, le bras atteint l'horizontale, et la main peut être placée sur l'épaule opposée. Delorme agit de même avec succès en 1894, pour une fracture du col anatomique.

Voilà donc trois cas heureux. et la première idée qui vient à l'esprit est celle-ci : la tête impossible à remettre en place doit être extirpée, cette théorie simple paraît excellente. On peut se demander toutefois si le résultat fonctionnel, le seul intéressant pour nous dans ces trois cas, n'aurait pas été aussi satisfaisant sans ablation de la tête ; celle-ci, séparée du reste de l'humérus, ne gêne guère le rétablissement des mouvements, et alors, à quoi bon intervenir si ce n'est pas indispensable et si la tête est destinée à disparaître, ou du moins, à ne pas amener d'accidents lorsqu'elle est livrée à elle-même ? Pourquoi faire courir au malade le risque d'une intervention, bénigne si l'on veut, mais enfin d'une opération, alors qu'en trois mois, ou en quatre, ou en six, avec la simple mobilisation, on peut retrouver les « mouvements si sûrs » dont parle Delorme ? Et puis le grand âge des malades contre-indiquera encore l'opération ; beaucoup, nous pouvons l'affirmer, la refuseront si on leur donne le choix, et on ne peut raisonnablement les pousser à l'accepter, puisque en somme leur bras ne court pas de danger sérieux si on le mobilise.

De plus, cette complication n'est guère applicable que pour la luxation compliquée de fracture du col anatomique, contrairement à la méthode de Richet. En effet, quand c'est sur l'autre col que porte la fracture, il serait mauvais d'intervenir, à moins d'indication pressante, et personne ne l'a essayé. Delorme lui-même, à propos de son cas, ajoute que dans cette variété qui se présente deux fois sur trois le résultat fonctionnel serait moins bon, et qu'il vaudrait mieux réduire et suturer après arthrotomie préalable. Cette opinion est justifiée par les cas de résection pour luxations irréductibles de l'épaule, et dans lesquelles Nélaton affirme que le résultat éloigné est médiocre ou mauvais. M. le professeur Gangolphe[1], qui a essayé cette méthode, n'a pas eu à s'en louer non plus. Il est certain qu'alors le membre a peu de chance d'avoir des mouvements faciles et précis, ce qui doit être recherché par-dessus tout. Aussi voyons-nous Poirier accepter l'opinion du professeur Tripier et recommander la méthode de Riberi.

L'arthrotomie, avec réduction de la tête luxée, a été tentée par Berger, en 1896 ; mais nous voyons que le malade opéré ainsi ne peut arriver à l'horizontale qu'au bout de cinq mois, le succès n'est donc pas brillant, étant donné l'intervention ; le seul avantage est que la réduction se fait sous les yeux du chirurgien, et sans danger pour les organes voisins.

[1] Gangolphe, obs. inédite de Métras, 1897.

En résumé, nous ne voyons pas nettement les indications de la résection ou de l'arthrotomie. Si dans les luxations anciennes de l'épaule on a respectivement 45 et 50 pour 100 de bons résultats, elles ne donnent pas ici mieux que la mobilisation, traitement que tout le monde acceptera par contre, ce qui n'est pas vrai pour l'intervention sanglante.

Comme autres procédés, citons celui de Mears[1], qui dans deux cas anciens avec ankylose, a eu deux succès sur deux cas, en sectionnant à la scie la tête humérale, puis en mobilisant pour avoir une pseudarthrose.

Polaillon[2] et Mollière[3], dans des cas datant de plusieurs mois, préféreraient commencer par briser les vieilles adhérences par la méthode sous-cutanée, mais ils n'acceptent pas la méthode sanglante vraie.

De même, Valentini, dans sa thèse inspirée par Desprès, préfère, lorsqu'il y a ankylose, briser le col sans intervenir avec le bistouri ; il mobilise ensuite pour avoir une pseudarthrose.

Terminons en citant Forgue et Reclus, car la question est très bien résumée dans leur traité[4] : « Que dans le cas d'une lésion semblable compliquée de plaie ou d'ouverture articulaire, on se décide à débrider et à extraire la tête, cela est conforme au principe de la simplification antiseptique des foyers traumatiques et paraît admissible ; mais que, systématiquement, pour

---

[1] Mears, *Philadelphia med. and surg. Reporter*, oct. 1877.
[2] Polaillon, *Bull. de Soc. de Chir.*, 1882, p. 134.
[3] Mollière, *Congrès de Chir.*, 1886, p. 299.
[4] Forgue et Reclus, *Tr. de Thér. chirurg.*, I, p. 618.

une lésion couverte, on fasse une arthrotomie primitive afin d'extirper une tête irréductible, qui ne demande qu'à se greffer, et dans le but de parer à une nécrose hypothétique, voilà qui excède les limites d'une chirurgie correcte.

Tripier est intervenu deux fois pour des luxations compliquées de fracture supérieure de l'humérus, mais avec des indications nettes et formelles. Ce sont les troubles vasculaires, l'absence du pouls radial qui constituent la plus claire de ces indications : les manœuvres de réduction peuvent, dans le cas de déchirure artérielle, aggraver la situation ; au contraire, l'intervention opératoire permet, ou bien de réduire la tête par propulsion directe, ou bien de l'extirper si on ne peut la réduire ; grâce à elle, on peut parer aux troubles vasculaires, décomprimer l'artère, la lier si elle est lésée. »

Cas où l'intervention est nécessaire. — Nous avons, en effet, laissé de côté à dessein les observations du professeur Tripier, où il existait une lésion ou une compression de l'axillaire avec refroidissement du membre et absence dans l'un, diminution extrême du pouls radial dans l'autre. C'est qu'en effet, dans ces cas, comme dans tous ceux où il y aura complication grave, nous sommes partisan de l'intervention sanglante, qu'il serait difficile et dangereux de repousser, la vie du malade pouvant en dépendre.

Nous pensons donc qu'on devra intervenir dans les cas où il y aura lésion vasculaire (Skey, Tripier), soit pour lier l'artère blessée, soit pour désarticuler le membre, comme l'a fait le professeur Tripier, lorsque le mal a fait des progrès rapides et amené la gangrène, soit enfin pour enlever seulement la tête humérale comprimant fortement le vaisseau.

On interviendra aussi daus les cas de lésion nerveuse grave, arrachement, compression par le col avec douleur, paralysie, atrophie du membre supérieur pour suturer ou libérer les troncs atteints.

On interviendra encore, mais tardivement, si par malheur il survenait de la suppuration, ou si la fracture est compliquée (Bergrath, Nancrede), pour faire l'ablation de la tête, comme dans le premier cas, ou même l'amputation si c'était inévitable.

Un autre motif d'intervenir pourrait être fourni par les douleurs intolérables dans les mouvements, mais il n'a pas été signalé.

A part ces quelques cas, qui ne sont, en somme, qu'une infime minorité : 5 cas sur 114, nous ne pensons pas qu'on soit autorisé à faire l'arthrotomie même pour la fracture du col anatomique, les craintes ou les espérances qui semblaient la motiver ayant été reconnues vaines.

IV. Méthode des mouvements.

Comment traiterons-nous donc nos blessés si la réduction est inutile ou impossible, si la réduction sanglante et la résection sont contre-indiquées.

Riberi, nous l'avons dit, avait entrevu dès 1830 une méthode très pratique, qu'il a décrite depuis[1]. Consulté par un vieil officier sur une luxation compliquée de

---

[1] Riberi, *Gazette médicale*, 1843. — Le cas dont nous parlons ensuite est rapporté à la fin de la thèse.

fracture, traitée par la mobilisation, il avait constaté chez lui un résultat fonctionnel excellent; il se dit que la réparation naturelle ayant été suffisante, il pourrait lui aussi obtenir une grande amplitude des mouvements et atteindre le même résultat en employant les mêmes moyens; dès lors, il ne se servit plus que de la mobilisation. Comme il avait remarqué sur l'exemple qu'il avait eu sous les yeux, une pseudarthrose entre les deux fragments avec soudure de la tête humérale à l'omoplate, il pensa que cette pseudarthrose était la meilleure solution de la question. La croyant applicable à tous les cas, il la rechercha systématiquement dans tous. Il s'y prenait peut-être un peu tard, car il ne commençait ses mouvements qu'au trentième jour; or, nous avons vu qu'elle est difficile à obtenir à l'extrémité supérieure de l'humérus. et certains chirurgiéns ont élevé des doutes sur les pseudarthroses obtenues par Riberi : Berger, en particulier, croit bien plus à la création d'une néarthrose par la mobilisation commencée au trentième jour; il a même essayé, comme nous le verrons à la fin de la thèse, d'en obtenir à plusieurs reprises sans y réussir[1], et Le Dentu, dans deux cas, malgré la mobilisation précoce et intense, n'a pas été plus heureux que lui[2], mais il a obtenu des mouvements entre la tête et l'omoplate, comme Desprès[3].

[1] Berger, *Bull. de Soc. de Chir.*, 1896, p. 215. — Thèse de Valentini.

[2] Le Dentu, traitement des lux. anc. de l'épaule avec ankyl. Paris, 1881.

[3] Desprès, th. de Valentini.

Or les résultats obtenus sont bien préférables. Peyrani qui a obtenu des pseudarthroses, dit que les mouvements sont « très libres et très étendus pourvu qu'ils ne s'exercent pas avec des corps lourds », c'est là l'écueil de la pseudarthrose. Nous n'avons pas besoin ici comme à la hanche d'une force considérable, mais pour le travail, la néarthrose donnerait cependant plus de vigueur : celles que nous avons vues dans le service d'Ollier et qui étaient consécutives à des résections, nous l'ont prouvé et c'est le résultat que nous voudrions obtenir chez nos malades.

En resumé, la pseudarthrose interfragmentaire est rare, c'est entendu ; à moins que la fracture ne siège sur le col chirurgical, la néarthrose est facilitée par l'ascension de la tête vers la cavité glénoïde. Si, malgré les mouvements, la réunion se fait entre la tête et la diaphyse et qu'on obtienne une néocavité extra-glénoïdienne, le résultat pourra être et sera en général aussi satisfaisant.

L'abduction n'est jamais bien normale même après la guérison par cette méthode, mais ni la réduction ni la résection, ne la rétablissent entièrement.

En somme, que l'on obtienne une néarthrose glénoïdienne, ce qui est bon, puisque la moitié du travail réparateur est fait d'avance et bien fait, qu'on ait une néarthrose préglénoïdienne ou sous-glénoïdienne, même à la rigueur une pseudarthrose, nous sommes sûr d'obtenir une amplitude suffisante des mouvements.

Et notons que la plupart des auteurs arrivent à cette conclusion ; beaucoup de cas étant irréductibles, il faut bien qu'ils mobilisent s'ils n'extirpent pas la tête.

Nous ne savons pourquoi ils regardent même alors ce procédé comme un pis aller, puisqu'il a en somme huit résultats satisfaisants au bout de six à douze mois sur dix cas où il a été essayé d'emblée, et encore dans les deux autres, les malades n'ont pas été suivis. Dans d'autres circonstances, lorsqu'il a été établi tardivement, après échec des autres, il a cependant encore donné des mouvements suffisants : Fischer[1]; Heale, Fergusson, Lucas Senior, Williams[2], Mohrenheim[3] Langenbeck[4] et il faut bien remarquer qu'il était institué dans des conditions défavorables.

Bref, qu'on ne croie pas à la valeur de la méthode des mouvements, comme Richet qui ne la recommande que quand il n'y a pas d'autre solution, qu'on soit de l'avis de Desprès et de Riberi, qui veulent obtenir des pseudarthroses, qu'on croie avec Verneuil qu'il faut à tout prix conserver l'ancienne articulation ou plutôt la cavité glénoïde, nous pouvons conclure avec Tillaux « qu'il ne faut pas se préoccuper si on casse l'os, ou si on rompt des adhérences, mais s'arranger de quelque façon que ce soit pour rendre au bras sa mobilité ».

Morel-Lavallée avait une idée bien nette de la question quand il écrivit dans sa thèse de concours. « Il y a une dernière méthode qui n'est ni la réduction, ni la pseudarthrose, mais moitié l'une et moitié l'autre, c'est la réduction du fragment inférieur dans la cavité articulaire en abandonnant la tête. Il pourrait se présenter tel cas où cette méthode mixte trouverait son application :

[1] [2] [3] Thamhayn, *loco citato*, n°s 46, 51, 67.
[4] Langenbeck, In Gurlt *(loco ci'ato*, n° 175).

ce qu'il conviendrait ce faire alors, ne serait-ce pas d'amener, de réduire l'extrémité supérieur de l'humérus dans la cavité articulaire. » Cette phrase destinée à la complication de fracture du col chirurgical est encore bien plus juste pour celle du col anatomique, puisque la diaphyse est restée en face de la glène contre laquelle la maintient la capsule et c'est dans cette lésion la seule mobilisation qui nous paraît rationnelle.

C'est l'opinion des chirurgiens militaires (Mabboux, Linon), qui se sont occupés de cette question et qui instituant tout d'abord un traitement antiphlogistique, font à peine quelques tentatives de réduction quand la fracture siège sur le col chirurgical et s'il n'existe pas de contre-indication ; enfin, quand la période inflammatoire est passée, ils « facilitent par une gymnastique rationnelle, le rétablissement des mouvements » (Mabboux). Et cette gymnastique a été merveilleusement décrite par Malgaigne, de sorte qu'il ne reste plus qu'à appliquer ses préceptes, mais nous allons y revenir.

Les raisons qui militent en faveur du traitement par la mobilisation se tirent de toutes les contre-indications que nous avons notées chemin faisant Nous avons signalé l'impossibilité habituelle de réduire la calotte articulaire, son défaut de consolidation probable, même si on réussissait à la remettre en place, l'inutilité de son extraction, puisqu'elle est ni dangereuse ni même gênante ; nous avons vu que dans la fracture du col chirurgical, la tête est irréductible dans une bonne moitié des cas, même avec des tractions énergiques, que celles-ci sont en général inutiles, souvent dangereuses, qu'il n'y a rien à attendre quand le fragment supérieur est bridé ou engrené, que les mouvements ne se rétablissent ni mieux ni plus vite, après arthrotomie ou résection, que ces opérations sont souvent refusées par les malades et sont susceptibles d'amener des complications, qu'enfin on ne peut les pratiquer que dans des circonstances graves et très rares, mais jamais chez les vieillards et les affaiblis ; pour toutes ces raisons, nous jugeons que la méthode des mouvements est, dans la grande majorité des cas la plus pratique, la plus simple et la moins dangereuse.

CHAPITRE VII

TRAITEMENT

Nous allons maintenant décrire le traitement tel que nous le comprenons, ou plutôt tel que le pratique le professeur Gangolphe. Nous nous basons sur l'opinion de Lenoir[1] et de Malgaigne.

Or, le premier écrit : « Pour mon compte, si j'avais à traiter une semblable lésion, je ferais par principe ce que j'ai fait et ce qui se fera toujours, peut-être par nécessité : j'abandonnerais la tête luxée à elle-même, je la laisserais se souder à l'os le plus voisin ou s'enkyster au milieu des parties molles, et je faciliterais par tous les moyens l'établissement d'une fausse articulation entre ce qui reste de l'os et la cavité glénoïde. »

Et Malgaigne, après avoir décrit les mouvements qu'il faut imprimer à une épaule enraidie, ajoute : « Vous pourrez en étendre l'emploi au traitement des fractures par écrasement de la tête humérale : les mouvements naturels ont été perdus avec la déformation des surfaces articulaires, il est donc nécessaire de chercher à en retrouver artificiellement pour ainsi dire. » Son mode de traitement est si sage et si bien décrit[2] que

<hr>

[1] Lenoir, *Bull. de Soc. de chir.*, 1858.
[2] Malgaigne, *Leçons d'orthopédie*, 1852, p. 85.

nous lui ferons quelques emprunts, car ses conseils et ses théories développés avant la naissance de l'intervention sanglante sont encore, à notre avis, aussi justes et aussi vraies aujourd'hui.

Prenons la lésion dès son début. Appelé près d'un blessé qui vient de faire une chute sur l'épaule par exemple, quelle conduite tiendrons-nous? L'examen minutieux de la région terminé, on se prononcera 95 fois sur 100 en faveur d'une luxation simple et immédiatement on pensera à la réduire, comme nous l'avons dit plus haut. Sans perdre de temps, le chirurgien essaie la réduction par le procédé de Kocher, ou tente de repousser directement la tête en faisant exécuter traction et contre-extension. Il fait ainsi deux tentatives vaines et commence à désespérer. A la troisième, il sent que la tête ne suit pas les mouvements de la diaphyse et perçoit souvent une légère crépitation osseuse. Aussitôt il doit s'arrêter en se disant que la luxation est compliquée de fracture et que n'ayant pas réussi jusque-là, il ne réussira pas plus dans la suite ; d'ailleurs il peut y avoir danger à continuer.

A ce moment, le malade qui souffre horriblement, car il ne s'est pas fait anesthésier dans les premières tentatives, vous demande de ne pas continuer les manœuvres commencées ; vous lui mettez le bras dans une gouttière bourrée d'ouate et recommandez l'immobilité absolue, c'est la première indication.

A. Pendant douze à quinze jours, il ne faut pas agir ; de simples compresses seront placées sur le membre et de la glace si la douleur et les menaces d'inflammation sont intenses. Mais le repos absolu est nécessaire, comme le dit Malgaigne : « Je ne ferai que vous rappeler en passant qu'il ne faut songer à user des mouvements que le vingt-deuxième jour. » Riberi ne les pratiquait que le trentième et, par contre, Peyrani les commençait dès le troisième, mais dans ce dernier cas, il peut y avoir danger. En attendant, outre les compresses froides, les ventouses et les scarifications, les sangsues peuvent être indiquées contre les souffrances vives et l'œdème énorme. L'écharpe simple ne serait pas supportée à ce moment, la gouttière est de rigueur.

B. Nous savons que dès le début, l'intervention précoce peut être nécessaire s'il y a lésion vasculaire ou nerveuse, ce qu'on a dû chercher dès le premier instant. Il conviendrait même, à ce point de vue, de faire radiographier le malade à ce moment si c'était possible. Donc, ne jamais oublier de rechercher le pouls et l'état de la sensibilité du membre.

C. Pendant les premiers jours, on doit aussi commencer des massages légers pour favoriser la résorption des liquides épanchés, on continuera ces massages durant tout le traitement, mais dans un autre but, car l'épanchement disparaît en quinze ou vingt jours. Il servira pour combattre l'atrophie musculaire et la raideur, devenant ainsi un excellent auxiliaire de la mobilisation. C'est pourquoi nous insistons sur ce point, le conseillant dans tous les cas et demandant qu'on en fasse un fréquent usage : plusieurs petites séances quotidiennes avant les mouvements. Son emploi et sa technique ne présentent rien de particulier.

D. Au quinzième jour les mouvements seront commencés ; d'abord très faibles, cela s'entend, ils seront progressivement étendus, mais lentement, car il importe de les faire avec méthode, sans se presser, quoique constamment, pour ne pas reperdre le terrain gagné. La limite en sera marquée par la douleur, non pas intense, mais la douleur même supportable. Le professeur Ollier[1] disait sans doute que, pour avoir des mouvements dans les articulations raides, il fallait rompre les adhérences et que, pour les rompre les blessés souffrent ; ici les conditions ne sont pas tout à fait identiques ; à côté de ce précepte, nous pouvons ajouter que si l'on veut aller trop vite dans notre cas et rompre trop de brides, on crée une inflammation chronique sclérosante, tendant à restreindre le champ du mouvement par sa rétraction dès que la gymnastique n'est plus soigneusement utilisée. Il faudra donc aller bien doucement.

En général, disons-le, les malades sont plutôt enclins à faire trop peu, à tel point que certains chirurgiens ne s'en remettent qu'à eux-mêmes du soin d'exécuter les mouvements passifs et demandent à assister aux mouvements actifs : « Si vous n'exécutez pas « vous-même des mouvements complets, dit Malgaigne, jamais votre malade n'osera ou ne pourra y « arriver. »

Toutefois, nous pensons avec cet auteur, qu'il est « à propos que le malade et ceux qui l'entourent viennent en aide au médecin », et c'est là encore un des grands avantages de notre méthode, car le blessé peut se soigner seul sous la direction du praticien, alors

___
[1] Ollier, *Dict. des sciences méd.*, t. V, p. 197.

que la guérison est en bonne voie. Ainsi, nous voyons les malades de nos observations quitter l'hôpital très vite et se soigner eux-mêmes chez eux.

Il est indispensable, par contre, que le médecin indique avec précision, avec des détails minutieux même, tout ce qu'il y aura à faire et, dans cet ordre d'idées, l'explication concernant chaque mouvement est capitale pour que le bras les retrouve tous aussi vite que possible.

Quels sont donc les mouvements à exécuter? Et de quelle façon doit-on les exécuter?

Quoiqu'au bout de quelques jours, on doive les varier, ils seront commencés dans cet ordre : d'abord l'élévation du bras peu à peu jusqu'à l'horizontale ; c'est le moins douloureux et l'un des plus utiles. Comme le fait remarquer Malgaigne, il n'est pas indispensable de porter de suite le membre jusqu'à la position verticale, car la dernière moitié du mouvement se passe dans l'omoplate, et l'humérus seul ne dépasse pas l'horizontale.

A peu près en même temps, on essaiera d'amener la main en adduction vers l'épaule du côté sain, jusqu'à mettre les doigts dessus, ensuite jusqu'à toucher la tête, chose possible à la longue. Et ce sont là les deux points les plus importants du traitement, ceux qu'ils faut faire à tout prix.

Quand on sera parvenu à donner à ces mouvements une certaine amplitude, on associera l'extension avec rotation interne, de manière à porter la main derrière le dos. La circumduction et la rotation dans les deux sens seront aussi recherchées, mais pas trop tôt, car ces mouvements sont plus douloureux et pourraient gêner

la consolidation et la cicatrisation des extrémités fracturées. L'abduction sera difficile à obtenir et, pour
amener le bras horizontalement dans la ligne des
épaules, il faut beaucoup de temps et de patience.
Après cela même, elle se fait toujours en partie dans
les articulations voisines.

Comment devront être exécutés tous ces mouvements ? Ils seront de deux sortes : *mouvements passifs
et mouvements actifs.*

E. Les premiers à pratiquer sont naturellement les
passifs et pour cause. On utilisera pour cela d'abord le
membre sain : avec sa main libre, le malade attire son
bras en avant, le porte en dedans vers son épaule, le
repousse en arrière ou le soulève en dehors. Il se servira
d'un petit appareil, aussi simple que pratique, tandis
que les instruments recommandés ou imaginés par
Bonnet, Malgaigne et de nos jours Lande, sont de véri-
tables machines : *Une double bande de caoutchouc
sera fixée solidement en un point et pourra servir pour
les mouvements passifs tout d'abord.* Le membre
malade passé dans l'anse de cette bande, cette dernière sera tirée avec l'aide de la main valide dans le
sens voulu par le mouvement à exécuter, puis abandonnée, en se raccourcissant, elle entraînera le bras dans
la direction cherchée.

F. C'est surtout pour les mouvements actifs qu'elle
rendra des services au bout d'une dizaine de jours de
gymnastique passive, et les tractions en divers sens
sur la bande, en combinant la mobilisation active dans
le premier temps et passive dans le second donneront
des résultats plus rapides encore. Les malades gagne-

ront énormément par ces mouvements et peu à peu, le bras retrouvera ses fonctions [1] limitées encore pendant des semaines, mais le succès ne sera qu'une question de jours : en trois bons mois, par cette ingénieuse méthode, on peut sûrement obtenir dans les cas ordinaires un résultat satisfaisant.

« Voilà donc, dit Malgaigne, un ensemble d'exercices faciles à faire mettre en usage, et qu'il vous sera, du reste, loisible de varier, mais qu'il faudra faire continuer non seulement jusqu'à ce que le malade puisse les exécuter complètement et facilement, mais longtemps après encore ». Ce conseil si sage doit rester gravé dans notre mémoire et, s'il est vrai que « la mobilité ne revient que par le mouvement », d'après le Pr Ollier, il convient de ne s'arrêter que quand on est arrivé au but et lorsqu'on l'a dépassé, comme le dit encore Malgaigne. sous peine de voir reparaître la raideur, témoin les luxations récidivantes de l'épaule qui se reproduisent chez les individus ayant de l'atrophie musculaire et cessant de se traiter par l'électricité et le massage.

G. Pour rendre encore plus de solidité au membre, on devra recommander à la fin du traitement, pendant le troisième mois surtout, les exercices variés avec le petit appareil de Sandow. Les mouvements décrits pour l'épaule seront un utile complément de la gymnastique avec la bande de caoutchouc. Ces exercices devront être prolongés pendant quinze ou dix-huit

---

[1] Avoir soin d'immobiliser le plus possible l'omoplate au début.

mois, à moins que le blessé n'ait une profession manuelle qui l'oblige à mouvoir beaucoup le bras.

H. Comme autre point important du traitement, n'oublions pas l'électrisation qui joue un si grand rôle dans ces traumatismes. Peu après l'accident, elle pourra nous renseigner sur l'état des nerfs de la région.

Plus tard, quand les mouvements actifs seront près de reparaître, elle combattra l'atrophie et favorisera la contraction musculaire. Si ce sont les filets nerveux seuls qui sont touchés, comme cela existe au début, on peut employer le courant continu « qui agit profondément sur l'état moléculaire du système nerveux, et rien alors ne vaudra à ce point de vue l'application du pôle positif à l'origine ou à la sortie du nerf, et du pôle négatif sur le tronc périphérique » [1]. Plus tard, pour combattre l'atrophie, on emploiera les courants interrompus à faible fréquence, qui sont très utiles et peu douloureux. S'il y avait un peu d'inflammation des muscles, il faudrait agir prudemment, en se servant pendant quelque temps des courants continus ; ceux-ci n'amènent pas autant de fatigue du muscle et cependant activent et stimulent sa nutrition intime.

Le deltoïde d'abord, le grand pectoral et les muscles scapulaires seront tous électrisés chaque jour.

I. Enfin, dans la convalescence, les bains sulfureux pourront trouver leur indication et ne devront pas être négligés pour combattre la raideur articulaire; un certain nombre de bains, plusieurs par semaine, ne feront qu'activer la guérison.

---

[1] Onimus, *Dict des sc. méd.*, t. XXXIII, p. 369.

Nous n'avons envisagé ici que les cas où le médecin
est appelé de suite. S'il ne l'est que plus tard, au
quinzième ou vingtième jour, la conduite à tenir sera
la même, mais la mobilisation sera commencée sans
tarder, à moins de contre-indication par la douleur et
l'inflammation persistantes : on peut avoir pratiqué, en
effet, des tentatives multiples de réduction qui les aient
empêchées de disparaître.

Au deuxième mois, s'il y avait ankylose fibreuse, on
pourrait commencer, comme l'indiquent Ollier, Polaillon et Mollière, par rompre sous anesthésie une partie
des adhérences, mais ce moyen exigerait une prudence
considérable. Il vaudra mieux faire encore de suite de
la gymnastique méthodique.

Passé trois mois, on retombe en général dans l'ankylose véritable de l'épaule, qu'on pourra vaincre par
la méthode de Desprès, dont nous citons plusieurs
observations à la fin de la thèse. Ce mode de traitement
se rapproche beaucoup de celui que nous venons de
décrire. Il a même été dit qu'on n'y produisait pas de
fracture du col huméral, mais qu'on y rompait simplement les adhérences ; la mobilisation rendrait ensuite
au membre ses fonctions par la création d'une néarthrose, comme nous le préconisons.

Par tous ces moyens, massage, électrisation, et surtout mobilisation, une néarthrose se formera très vite.
Comme le constate un élève de Berger, Beninson, à la
fin de sa thèse : « On sait avec quelle rapidité se for-
ment des néarthroses sous l'influence du massage, de
l'électrisation et des mouvements bien conduits. »

C'est ce résultat que nous espérons : peu importe

que nous ayons une néarthrose glénoïdienne ou extra-
glénoïdienne, pourvu que l'articulation permette des
mouvements étendus et suffisants pour les besoins du
malade, c'est tout ce que nous souhaitons. Comme le
dit fort bien Tillaux[1] : « Il ne faut pas se préoccuper
si on casse l'os ou si on brise des adhérences, mais
s'arranger, de quelque façon que ce soit, pour rendre au
bras sa mobilité » ; c'est sur cette parole que nous terminerons, car elle résume bien l'opinion que nous
avons sur le sujet qui nous occupe.

[1] Tillaux, *Bull. de Soc. de chir.*, 1879.

CHAPITRE VIII

OBSERVATIONS

Nous les avons rangées en cinq groupes :

Premier groupe. — Il comprend les observations où la méthode des mouvements a été employée d'emblée.

Deuxième groupe. — Il comprend les observations où la mobilisation a été employée secondairement après l'échec de la méthode de réduction en général. Malgré les conditions plus défavorables, et souvent aussi, bien que le chirurgien ne s'en soit pas moins préoccupé, on peut voir que des résultats satisfaisants ont été obtenus.

Troisième groupe. — Malades chez lesquels l'intervention sanglante est indiquée.

Quatrième groupe. — Observations où la méthode sanglante, quoique non indiquée, a été pratiquée. Résultats favorables sans doute, mais où nous croyons que les mouvements auraient aussi bien réussi. Un cas de mort : Morton.

Cinquième groupe. — Cas où la réduction forcée a causé des accidents mortels.

Premier groupe. — 8 cas (y compris les cas de la thèse de Valentini, où la mobilisation a été pour ainsi dire pratiquée d'emblée, après que la double lésion a été produite artificiellement et dans un but de traitement). Joignons-y les trois observations du début de la thèse.

OBSERVATION IV (Peyrani).

Femme, soixante et onze ans, chute d'une échelle, d'abord sur le poignet, puis sur l'épaule gauche. Peyrani la voit une demi-heure après l'accident.

Tuméfaction de l'épaule, ecchymose. Saillie de l'acromion, et au-dessous, dépressibilité des parties molles. On trouve deux fragments osseux : un arrondi à la partie antérieure de l'article, l'autre irrégulier, petit, dans l'aisselle. Raccourcissement. Les mouvements font sentir l'extrémité supérieure de la diaphyse vers le bord axillaire de l'omoplate. Crépitation.

On diagnostique : luxation axillaire avec fracture du col chirurgical.

Peyrani ne trouva pas que la tête luxée offrît assez de prise pour être réduite; la pression directe sur elle échoua L'auteur favorisa donc la formation d'une nouvelle articulation entre les fragments, maintint le bras écarté du corps, et fit sur l'épaule des applications résolutives.

Au troisième jour, mouvements. Au bout de deux mois, pas encore de résultat appréciable, mais l'auteur ne se découragea pas. Au septième mois, la malade pouvait faire une rotation bornée, porter la main au menton et vaquer aux occupations domestiques. Après quatre ans, la tête humérale est atrophiée sensiblement et soudée.

Les mouvements d'élévation du bras sont très faciles à moins que la malade ne cherche à soulever un poids trop considérable. Les mouvements rotatoires sont faciles et étendus (Rapportée dans *J. de Chir.*, 1840, t. IV, p. 180.)

OBSERVATION V (Peyrani).

Le 27 août 1842, Peyrani est appelé prés d'une fille de dix ans, tombée d'un chariot. Chute sur l'épaule.

Luxation sous-claviculaire avec complication de fracture du col chirurgical.

Pas d'essais de réduction. Traitement antiphlogistique. Au trentième jour, plus d'inflammation : des mouvements sont imprimés au bras.

Au cinquième mois, la malade élevait la main jusqu'à la bouche.

Au sixième mois, jusque sur la tête et dans tous les sens.

Actuellement, après deux ans, mouvements libres et très étendus, pourvu qu'ils ne s'exercent pas avec des corps lourds.

L'extrémité supérieure du fragment inférieur est hypertrophiée et repose sous la cavité glénoïde au-devant du bord axillaire de l'omoplate. (Même source, 1842.)

OBSERVATION VI (Riberi).

Un vieil officier se présenta, il y a treize ans, à la consultation de l'hôpital Saint-Jean, pour une douleur fixée à l'épaule gauche. En examinant la région, Riberi trouva tous les signes d'une luxation sous-claviculaire compliquée de fracture du col chirurgical.

Mouvements assez étendus ; le malade lève bien le bras et porte la main sur la tête.

Il raconte que l'accident est arrivé pendant la retraite de Russie. Chute de cheval. Les médecins ne savent s'il y a luxation ou fracture et laissent le membre au repos pendant vingt-cinq jours. Après cela, écharpe et mobilisation en tous sens.

Mouvements non partagés par la tumeur sous-claviculaire, ni par une seconde siégeant dans l'aisselle. (Rapportée *in Gazette de Paris*, 1843, p. 497.)

OBSERVATION VII (Riberi).

Paysanne robuste, trente ans. Chute d'un arbre.

Trois jours après, le chirurgien appelé ne diagnostique pas la lésion, vu la tuméfaction de l'épaule. Pendant vingt-neuf jours, il se borne à combattre l'inflammation locale par un traitement antiphlogistique. Réduction non tentée.

Riberi, appelé à cette époque, constate : luxation axillaire avec fracture du col huméral.

Il recommande des mouvements imprimés tous les jours. Au bout d'un an, cette femme portait la main à sa tête.

Nous rapportons ici les quatre cas discutés de la thèse de Valentini (thèse de Paris, 1882), qui se rapprochent sensiblement de notre méthode, car il y a luxation, puis fracture. Nous les résumerons rapidement.

OBSERVATION VIII

Marie V..., 1879, luxation de l'épaule impossible à réduire.

Entre à la Charité dans le service de Trélat, suppléé par Berger : luxation intra-coracoïdienne, toujours impossible à réduire. Repos pendant deux mois et demi.

Essais de réduction le 23 septembre, pendant lequel on fait une fracture du col chirurgical.

Bras rapproché du tronc, mis dans une écharpe. Essais de mobilisation pour avoir pseudarthrose. La consolidation se fait néanmoins.

Malade sortie quarante jours après la fracture. Elle commence à se servir de son bras. *Un mois plus tard, plus de signes de luxation.* Forme de l'épaule un peu modifiée, mais attitude normale.

La malade porte bien son bras en avant, moins en arrière, la main ne peut être mise dans le dos qu'avec peine. Adduction satisfaisante : coude se place sur thorax et main sur épaule saine. Rotation facile, surtout la rotation en dedans Abduction moins facile : bras atteint avec peine l'angle droit.

La tête humérale contribue à tous les mouvements, mais l'omoplate sert aussi à les compléter.

OBSERVATION IX

Femme, cinquante-trois ans. Deuxième luxation de l'épaule en 1878. Vient au bout de cent jours à l'hôpital Cochin, service de M. Desprès.

Luxation sous-coracoïdienne, irréductible, même par traction intense. L'humérus est brisé vers le col chirurgical par élévation forcée du bras ; puis, le coude rapproché du corps, le bras est mis en écharpe.

Mouvements pour avoir pseudarthrose, mais consolidation en trois mois.

Quoique la pseudarthrose n'existe pas, le résultat est excellent. Sept mois après l'entrée, le coude peut être placé sur le thorax et sternum, la main sur l'épaule saine et à la tête sans grande difficulté. Le bras peut être mis derrière le dos.

La tête humérale participe aux mouvements. Elle est soudée à la diaphyse par un cal saillant, dans la position de la tête du fémur. Allongement de 2 centimètres.

OBSERVATION X

Femme, soixante-huit ans, entre en 1879 dans le service de Després, à Cochin. Luxation sous-coracoïdienne datant de trois mois.

Mouvements volontaires nuls et non transmis à la tête humérale.

Després fracture le col huméral ; bras rapproché du tronc et mis dans une écharpe.

Mobilisation dès le lendemain, mais fièvre intense et douleur faisant suspendre le traitement.

Repris quinze jours après, mais au bout de huit jours, attaque de rhumatisme articulaire aigu.

Quelques jours plus tard, le cal osseux étant formé, on recommence la gymnastique méthodique et l'électrisation. Les mouvements reviennent et, six mois plus tard, le coude peut être mis sur le thorax et la main sur l'épaule opposée et derrière le dos ; rotation facile, abduction plus difficile et plus bornée.

L'épaule est à peu près normale.

En maintenant omoplate et clavicule, les mouvements sont plus difficiles, mais il y a une mobilité réelle au niveau de la tête humérale jouant dans sa nouvelle cavité.

OBSERVATION XI

Femme, soixante-sept ans. Hospice d'Ivry, service de Berger. Luxation intra-coracoïdienne datant de huit ans. Tous les mouvements sont très bornés, même l'élévation ; rotation et extension impossibles.

Après une chute accidentelle, on note une fracture du col chirurgical. Appareil plâtré : consolidation en six semaines. Col volumineux, tête soudée mais formant un angle notable.

Mobilisation : Quatre mois après, des mouvements étendus se passent dans l'article nouveau. La malade met son coude sur sa poitrine et la main sur l'épaule saine, derrière le dos ou horizontalement en avant, ce qu'elle ne faisait pas avant la chute.

La tête humérale est devenue mobile !

DEUXIÈME GROUPE. — 17 cas, où la mobilisation, après l'échec de la réduction, a donné en somme de bons résultats : 5 fractures du col anatomique compliquant la luxation, et 12 fractures du col chirurgical.

OBSERVATION XII (Heale).

Agriculteur, âgé de soixante ans. Luxation avec fracture du col anatomique en 1835.

On essaye vainement de réduire le lendemain de l'accident. Après quelques semaines de mouvements communiqués, le patient recouvra un certain usage de son membre.

Cet homme mourut quinze mois après. L'autopsie confirme le diagnostic. La longue portion du biceps était déchirée ; la tête était réunie avec la diaphyse par une petite jetée osseuse et suivait tous les mouvements de l'humérus.

(Rapportée par Thamhayn, n° 25.)

OBSERVATION XIII (Demarquay).

Femme de trente-huit ans. Contusion du moignon de l'épaule par un timon de voiture : inflammation consécutive des plus violentes Au bout de huit jours on diagnostique une luxation et l'on fait en vain des tentatives de réduction, qu'on renouvelle sans plus de succès au bout de trois semaines. Un mois après l'accident, la malade se confie aux soins de Demarquay.

Le bras est rapproché du tronc ; il est comme pendant, le long de la poitrine. Le raccourcissement est insignifiant, le mouvement d'élévation du bras est impossible, mais les autres mouvements s'exécutent déjà en partie ; la tête de l'humérus est au-dessous de l'apophyse coracoïde et de l'acromion ; aplatissement du moignon de l'épaule ; en un mot, tous les symptômes d'une luxation ancienne ; on s'arrête à ce diagnostic, et l'on tente encore, mais toujours en vain, la réduction au moyen de moufles.

A un examen plus approfondi, et grâce au sommeil chloroformique, on constate que le vide sous l'acromion n'est pas complet ; en déprimant le deltoïde, on rencontre l'extrémité supérieure de l'humérus et on la sent remuer sous les doigts pendant

les mouvements qu'on fait exécuter au bras. La saillie coracoïdienne ne participe pas aux mouvements, et l'examen de cette
saillie confirme dans l'idée qu'elle n'est pas formée par l'extrémité supérieure de l'humérus tout entière. Demarquay diagno-
tique une luxation avec fracture du col anatomique. Il renonce
à le réduire et, après consolidation de la fracture, cherche par de
la gymnastique à créer autour de la tête luxée une nouvelle
cavité. *(Gazette des hôpitaux, 1866, p. 398. Observation résumée.)*

OBSERVATION XIV (Trélat).

Homme de quarante-cinq ans, luxation sous-coracoïdienne de
l'épaule avec fracture du col anatomique, remontant à quinze ou
vingt jours, année 1870.

Fracture non diagnostiquée d'abord ; essais de réduction avec
la machine de Jarvis, modifiée. Déplacement et allongement
brusque pendant la traction, qui est alors arrêtée.

La crépitation sentie en même temps fait reconnaître la fracture qui s'est reproduite pendant l'intervention.

Appareil inamovible silicaté. Au bout d'un temps assez long,
le malade est envoyé à Vincennes, alors qu'il commence à exécuter
des mouvements, encore limités il est vrai, mais lui permettant
un usage étendu de sa main et de son avant-bras, avec l'espoir
de retrouver peu à peu ceux du bras. (Rapportée par Oger,
n° 73.)

OBSERVATION XV (Hutchinson).

Luxation coracoïdienne avec fracture du col anatomique. Réduction impossible. Mobilisation.

La tête forme une facette articulaire, juste sous la cavité glénoïde. Pas d'autres détails (rapportée dans le *Lancet*, de 1876).

OBSERVATION XVI (Mabboux).

T..., soixante-seize ans, tombe à terre sur son épaule gauche. Luxation coracoïdienne, compliquée de fracture du col anatomique. Crépitation et raccourcissement. Réduction impossible par le refoulement. Le bras est rapproché du tronc et immobilisé. Compresses résolutives sur l'épaule. Fièvre pendant trois jours. Puis disparition des symptômes inflammatoires et douloureux.

La tête est laissée à elle-même, et des mouvements commencés pour obtenir une néarthrose glénoïdienne, dès le quinzième jour. Bras dans une écharpe.

Au bout de quelques jours, de petits mouvements actifs apparaisssent : c'est d'un bon augure pour le rétablissement des usages du membre.

Mais une pleuro-pneumonie grave se déclare, et le malade meurt le trentième jour.

A l'autopsie, on trouve la double lésion. Capsule intacte; une ligne grisâtre en avant indique seule la place de la déchirure. Commencement de pseudarthrose fibreuse. Fracture des tubérosités. Cavité glénoïde ecchymosée, surtout en avant. (Publiée dans *Recueil de Mém. de Méd. militaire*, 1877, résumée.)

OBSERVATION XVII (Lucas Senior-Cooper).

Luxation intra-coracoïdienne avec fracture du col par chute de cheval.

J. Blackburn tombe sur l'épaule, en 1819. Lucas, de Guy's Hôpital fait des tractions énergiques. Le malade vient à Londres, cinq semaines après, ayant toujours sa luxation.

L'épaule conserve les mêmes apparences, le malade pouvant porter son bras et sa main dans toutes les directions, excepté en haut; il ne peut l'élever jusqu'à le rendre parallèle au corps. Du reste, peu de douleur ou de gêne.

Le malade meurt en 1824. Atrophie intense des divers muscles; capsule encore déchirée en bas. Tête en dedans de l'apophyse coracoïde, soudée à l'omoplate. Col chirurgical recouvert de tissu fibreux, maintenu par l'ancienne capsule contre la glène. Nouvelle articulation permettant des mouvements étendus et multipliés.

Bord externe de la cavité glénoïde intact; le reste est comblé de matière fibreuse. Tubérosités devenues énormes (A. Cooper, n° 108, dans trad. fr. de Chassaignac et Richet).

OBSERVATION XVIII (Mohrenheim).

Luxation de l'épaule avec fracture du col chirurgical chez un homme adulte.

Tête sous le grand pectoral. On tente en vain de réduire la luxation peu après l'accident. Après consolidation, nouvelles tentatives toujours inutiles.

Quelques mois après, on revit le malade qui avait recouvré les mouvements de son bras, mais qui mourut de fièvre un an plus tard.

On n'a pas examiné la pièce. (Rapportée par Thamhayn, n° 515.)

OBSERVATION XIX (Williams).

Luxation axillaire avec fracture du col chirurgical de l'humérus par chute de voiture.

Homme de quarante-huit ans. — On essaya vainement de réduire la luxation aussitôt après l'accident. Ne pouvant y réussir, le chirurgien introduisit la partie supérieure de la diaphyse dans la cavité glénoïde pour y former une fausse articulation.

Après deux mois, le bras faisait déjà des mouvements. (Rapportée par Thamhayn, n° 67.)

OBSERVATIONS XX-XXI (Hutchinson).

Cet auteur cite deux cas de luxation compliquée de fracture du col chirurgical, dans lesquels la réduction n'ayant pas été obtenue, il s'est formé, grâce aux mouvements, une fausse articulation entre le fragment inférieur et la cavité glénoïde.

On sentait très bien la tête qui n'obéissait pas aux mouvements de la partie inférieure du bras. (Rapportées par Thamhayn, n°s 44 et 45.)

OBSERVATION XXII (Helmuth).

Luxation compliquée de fracture du col chirurgical à un demi-centimètre au-dessous de la tête. Pas de tentatives de réduction. Simple bandage de Desault.

Guérison avec gêne légère dans les mouvements. (Rapportée par Gurlt, n° 165.)

OBSERVATION XXIII (Morris).

Chute dans un escalier. Luxation compliquée de fracture du col chirurgical, diagnostiquée seulement vingt-six jours après l'accident ; on ne fit pas de tentatives de réduction.

Deux mois après, le malade quittait l'hôpital. écartant déjà bien le bras du corps. (Rapportée par Gurlt; n° 18.)

OBSERVATION XXIV (Langenbeck).

Luxation compliquée de fracture du col chirurgical de l'humérus (1855).

Homme de vingt-deux ans. Tentatives avec machine, après seize semaines ; insuccès. Autre insuccès quinze jours plus tard.

Les mouvements se rétablissent en partie. (Rapportée par Gurlt, n° 175.)

OBSERVATION XXV (Fischer).

Charpentier, âgé de cinquante ans. Luxation sous-coracoïdienne avec fracture du col chirurgical de l'humérus en 1858. En même temps, fracture oblique de la partie inférieure de l'humérus. Impossibilité de réduire la luxation immédiatement après l'accident. Ensuite, nouvelles tentatives au moyen des manipulations directes sur la tête, toujours sans succès. Le malade n'a pas été anesthésié.

Dix semaines plus tard, la fracture était consolidée et le membre avait des mouvements, peu étendus il est vrai. (Rapportée par Thamhayn, n° 46. Gurlt, n° 184).

OBSERVATION XXVI (Richet).

Luxation déjà ancienne de l'épaule chez une femme. Fracture pendant les tentatives de réduction. Après fracture, la tête fixée sous la clavicule depuis longtemps reste naturellement en place. Le fragment inférieur mobile se redresse, se porte en dehors et se place vis-à-vis de la glène par son extrémité supérieure. On le maintient dans cette position.

Six semaines après, les mouvements sont commencés, l'état s'améliore. Au bout de plusieurs mois, l'état est devenu très bon, et aujourd'hui, un an après l'intervention, elle se sert « presque aussi bien de ce membre que de l'autre ». (Rapportée dans *Bull. de Soc. de Chir.*, 21 novembre 1860.)

OBSERVATION XXVII (Berger).

Femme adulte. Luxation intra-coracoïdienne avec fracture du col chirurgical. Tentatives de réduction sous le chloroforme, amenant commencement de réduction. Craignant des complications, Gosselin conseille d'immobiliser pour consolider la fracture. Appareil plâtré, enlevé le trente-cinquième jour, puis mobilisation.

Tête en avant de la cavité glénoïde, soudée à la diaphyse qui arrive au contact de la glène.

Mouvements imparfaits au bout de quatre mois, malgré gymnastique, massage et électrisation. (Immobilisation trop longue.) (Rapportée dans *France médicale*, 1884, résumée.)

OBSERVATION XXVIII (Linon).

Le capitaine P. ., quarante-cinq ans, chute de cheval datant de deux mois. L'épaule qui a porté est encore gonflée et douloureuse, paralysée quoique la sensibilité soit conservée. Une gouttière plâtrée a été appliquée pendant trente-cinq jours.

Radioscopie : Fracture du col chirurgical compliquant une luxation en dehors. On sent en effet la tête à deux travers de doigt au-dessous de l'acromion; sa face articulaire est tournée en dehors. Capsule épaissie visible sur le cliché. Fragment inférieur en contact avec cavité glénoïde.

Réduction impossible, malgré traction considérable (75 kilog.). Quelques troubles nerveux légers, cependant pas d'intervention. Mouvements, massage, électrisation.

Succès satisfaisant : mouvements reparaissent malgré l'intervention tardive. Les muscles atrophiés reprennent de la force. La cure est longue, mais en somme le résultat est bon, étant donné le cas.

Comme conclusion dans ces cas douteux : Radiographie précoce avant d'instituer le traitement *(Bull. de Soc. de chir.*, 1898, p. 1062. Publiée par Linon, médecin principal de l'hôp. mil. de Toulouse).

TROISIÈME GROUPE. — Cinq cas où l'intervention sanglante était indiquée.

OBSERVATION XXIX (Bergrath-Weber).

Luxation sous-claviculaire avec fracture du col chirurgical de l'humérus compliquée de plaie cutanée.

J. Thomas, vingt ans, avait été jeté à terre et traîné par un cheval en octobre 1848.

Immédiatement après l'accident, la réduction est tentée à plusieurs reprises en élevant le bras jusqu'à l'horizontale. Pas de succès, mais l'*extrémité supérieure de la diaphyse se fait jour à travers la peau de l'aisselle.*

La tête fixée sous et en dedans de l'apophyse coracoïde ne peut être délogée. Quelques fistules s'établissent, par lesquelles on retire des esquilles.

En 1852, le patient vient à la clinique de Weber.

Comme la tête et la diaphyse se trouvent encore sous la clavicule et sous le grand pectoral, on enlève simplement la tête. Les fistules se tarissent.

Les mouvements du bras, à l'exception du mouvement d'élévation, se sont rétablis. (Rapportée par Thamhayn, n° 65.)

OBSERVANION XXX (Nancrède).

Homme, trente ans, chute sur l'épaule, le bras étant dans l'abduction maxima et en extension. Luxation sous-caracoïdienne évidente; grosse tubérosité arrachée. Tête humérale passant à travers la paroi antérieure du creux de l'aisselle. Fracture du col chirurgical.

Suppuration très abondante. Étant données les lésions d'ostéomyélite, l'amputation devient nécessaire. (Rapportée dans le *Medical and surgical Journal*, 1884, p. 388.)

OBSERVATION XXXI (Tripier).

Homme, quarante-neuf ans. Chute sur l'épaule, d'une hauteur de plus de 2 mètres.

Luxation sous-coracoïdienne complète, compliquée de fracture du col chirurgical, mais intéressant aussi en haut et en dehors le col anatomique. Fracture de la grosse tubérosité.

Vaines tentatives de refoulement sous anesthésie. A la suite de ces essais, on s'aperçoit que le pouls radial et les battements de l'humérale, qui étaient déjà faibles auparavant, ont plutôt encore diminué. Ils ne reparaissent pas les jours suivants, et on propose au malade l'intervention sanglante, qui est pratiquée douze jours après l'accident.

La capsule, pleine de sang, est éraillée et ouverte en bas et en dedans. Réduction impossible malgré l'arthrotomie et les efforts. On extirpe la tête pour faire cesser les troubles vasculaires; les vaisseaux ne sont pas blessés toutefois.

Massage, mobilisation, électrisation, douches de vapeur. Au bout de trois mois, il existe des mouvements satisfaisants : surtout adduction, élévation, circumduction ; seule la rotation est très bornée.

La nouvelle tête est en avant et au-dessous de la cavité glénoïde. La moitié supérieure de l'humérus est épaissie; il y a eu sans doute fêlure de l'os. Raccourcissement de 2 centimètres. Battements de l'humérale et de la radiale faibles encore ; on ne sent pas ceux de l'axillaire; ceux de la sous-clavière sont forts, et la branche superficielle de l'acromio-thoracique paraît très développée.

Pour Tripier, il y aurait eu sans doute compression ou piqûre de l'artère axillaire pendant les essais de réduction. (Rapportée dans : *Congrès de chirurgie*, 1886, p. 327). Résumée.

OBSERVATION XXXII (Tripier).

Homme de cinquante-cinq ans, entré en 1886, après une chute sur l'épaule datant de douze jours, dans le service du professeur Tripier. Diabétique avéré.

Quatre heures après l'accident, refroidissement et engourdissement du bras droit.

Diagnostic de luxation axillaire avec fracture du col huméral, porté quatre jours après l'accident.

Tentatives modérées et inutiles de réduction. Engourdissement et refroidissement du membre disparaissent, mais douleurs augmentent et, au septième jour, des phlyctènes apparaissent à l'avant-bras droit.

Anesthésie et refroidissement reparaissent en commençant par la main.

A l'entrée[1], teinte rouge sombre jusqu'au coude et plaques de sphacèle sur éminences thénar et hypothénar et sur avant-bras. Main et avant-bras froids et tout à fait insensibles. Plus de pouls radial ou huméral. Pas d'œdème. Pas de collection liquide.

Tête humérale sous l'apophyse coracoïde. Fracture probablement intra et extracapsulaire.

Opération le lendemain, la gangrène gagnant le bras. Désarticulation de l'épaule, après découverte de l'artère et ligature au niveau du point où s'arrêtent les caillots. Fracture esquilleuse des tubérosités qui sont restées en contact avec la glène et de la tête qui est en avant et un peu en dessous de la cavité articulaire, près des vaisseaux. Tous ces fragments sont enlevés avec le couteau rugine et le davier.

Mort deux jours après. Pas d'abcès, rien dans les organes bords de la plaie un peu gangrenés seulement.

Les deux tuniques internes de l'artère ont été rompues sur plus de 1 centimètre vers l'origine des circonflexes : caillot long de 2 centimètres, s'infiltrant entre les tuniques et les décollant sur une longueur de près de 4 centimètres.

Lumière libre, excepté à la partie supérieure du caillot qui forme opercule.

Points athéromateux au-dessus.

La mort est survenue par infection généralisée, l'intervention ayant été trop tardive. MM. Tripier et Gangolphe sont persuadés

---

[1] Le blessé a été envoyé chez le professeur Tripier par le Dr Gangolphe qui a été appelé trop tard, malheureusement, après ces essais de réduction.

que les essais de réduction sont pour beaucoup dans la complication (rapportée dans *Congrès de Chir.*, 1886, p. 334, résumée).

OBSERVATION XXXIII (Skey).

Luxation axillaire avec complication de fracture du col huméral.

Anévrisme axillaire attribué à la pointe de l'un des fragments. Pas d'autres renseignements, (rapportée dans le *Médical Times*, 1860).

QUATRIÈME GROUPE. — Cinq cas où l'intervention sanglante a été pratiquée sans cause spéciale.

OBSERVATION XXXIV (Morton et Agnew).

Homme de soixante-treize ans. Chute dans un escalier, étant en état d'ivresse. Luxation sous-coracoïdienne avec fracture du col anatomique.

Téte peut être saisie dans l'aisselle.

Réduction répétée, énergique et inutile. Arthrotomie et extraction de la tête qui tient encore par quelques lambeaux de capsule.

Suites bonnes d'abord, puis diarrhée et mort au treizième jour.

A l'autopsie, on trouve la nouvelle tête diaphysaire déjà arrondie ; la cavité glénoïde est intacte *(American Journ. of the Med. Sc.*, 1884, p. 173, résumée).

OBSERVATION XXXV (Poirier et Mauclaire).

Homme, trente-sept ans, chute sur la main. Luxation coracoïdienne et fracture du col anatomique.

Essais de refoulement à deux reprises, sous-anesthésie, sans succès, malgré des tractions.

Pour éviter « l'impotence fonctionnelle ultérieure qui était très probable, et par suite des fourmillements dans la main dont se plaignait le blessé », Poirier extrait la tête et met le fragment inférieur en face de la glène. Mouvements, massage et électrisation.

Trois mois après, le malade atteint l'horizontale, porte le bras en avant, un peu en arrière et fait quelques mouvements de circumduction (rapportée dans le *Bull. de Soc. Anat.*, 1889 résumée).

OBSERVATION XXXVI (Poirier et Mauclaire).

Homme de soixante-trois ans. Chute sur l'épaule amenant douleur et impotence du bras.

Essais de réduction par le procédé de Kocher, sans succès. De même le lendemain, sous le chloroforme et malgré les tractions.

Luxation sous-coracoïdienne et fracture du col anatomique. Opération. Ablation de la tête accolée à la face interne de la diaphyse, après plusieurs tentatives de replacement.

Les résultats ne sont pas indiqués (rapportée dans *Revue de Chirurgie*, 1892, p. 851).

OBSERVATION XXXVII (Delorme).

Officier, trente ans. Chute sur le sol, puis choc d'un garde-crotte sur l'épaule droite.

Luxation sous-épineuse. Tentatives de réduction dans lesquelles la diaphyse se replace vis-à-vis de la cavité, la tête restant dans sa position et ne pouvant être réduite par refoulement. Pas de raccourcissement. On diagnostique en même temps la complication de fracture du col anatomique.

Opération pour faire réduction si c'est possible, mais la tête

découverte s'énuclée. La tête est déjà graisseuse ; le col chirurgical est un peu entamé.

Mobilisation après la réunion. Mouvements redevenus excel-
lents, mais au bout de plusieurs mois *(Bullet. de Soc. de Chir.*,
1895).

OBSERVATION XXXVIII (Berger).

Mécanicien de chemin de fer, cinquante-cinq ans, projeté à
terre. Luxation sous-coracoïdienne avec fracture du col chirurgical. Essais inutiles de réduction, sous anesthésie.

Arthrotomie, réduction de la tête avec le davier, pas de suture
osseuse.

Au bout de cinq mois, mouvements sont bons, mais peu étendus, ne dépassant pas l'horizontale, et encore l'omoplate suivait-
elle en partie l'élévation du bras à une certaine hauteur, quand
il approchait de l'horizontale, En somme, résultat assez bon,
mais pas meilleur que sans l'intervention (rapportée dans th.
de Beninson, 1896, n° 4, résumée).

CINQUIÈME GROUPE. — Quatre observations où la
réduction poussée beaucoup trop loin a causé des accidents mortels.

OBSERVATION XXXIX (Langenbeck).

Matelot, dix-sept ans, luxation coracoïdienne avec fracture du
col anatomique et arrachement de la grosse tubérosité dans une
chute contre le bord d'un navire.

Réduction essayée en Angleterre au bout de trois semaines,
sous le chloroforme. Huit tentatives de réduction avec traction.
Un peu plus de huit semaines après, le malade entre dans la
clinique de Langenbeck, à Berlin. Trois tentatives de réduction
avec traction par l'appareil de Schneider. La tête est remise ainsi
en place, mais la luxation se reproduit.

Bientôt l'épaule s'enflamme et le patient meurt dix-sept jours
après son entrée dans le service. On constate la fracture à l'autopsie (rapportée par Thamhayn, n° 24).

OBSERVATION XL (Chirurg. de Manchester).

Homme de cinquante-huit ans. Luxation avec fracture comminutive des deux cols. Diagnostic mal fait pendant la vie : la
fracture a été méconnue.

La tête placée derrière le grand pectoral avait fait croire à une
simple luxation que ledit chirurgien essaya en vain de réduire.

Le patient mourut sept jours après l'accident (rapportée par
Thamhayn, n° 3o).

OBSERVATION XLI (Wood).

Luxation avec fracture comminutive du col chirurgical chez
un homme de cinquante ans.

Vaines tentatives de réduction. Le patient avait déjà eu longtemps auparavant plusieurs luxations de l'épaule Il mourut un
an après, probablement des suites de l'accident.

A l'autopsie, on trouva dans l'articulation une grande quantité
de pus. La tête humérale se trouvait dans la fosse sous-scapulaire (rapportée par Thamhayn, n° 68).

OBSERVATION XLII (Manzini).

Luxation sous-claviculaire avec fracture des deux cols ; fracture comminutive de l'apophyse coracoïde. Homme de cin-
quante-sept ans, hémiplégique ; le cas date de 184o.

Extension dès le lendemain, très violente. La tête semble se
replacer. Ensuite, gonflement énorme gênant pour constater
l'état de l'épaule.

Pasquier, qui a traité le malade jusqu'ici, le fait voir à Manzini qui pense à la coexistence d'une double lésion.

Bientôt après, aggravation de l'état du malade. Vaste abcès de l'épaule qui semble communiquer avec l'articulation et entourer les fragments. Ponction de l'abcès d'où l'on tire 1500 grammes de pus. Malade meurt trois jours après.

A l'autopsie, on voit les trois fractures et la luxation. Tête coiffée du grand pectoral et n'ayant plus qu'*une seule adhérence avec la capsule. Malgré tout, un travail osseux s'est produit à sa surface.*

Fausse articulation entre les fragments, l'omoplate et la diaphyse, mais rudimentaire encore. Tendons ossifiés et rattachés au corps huméral. Tubérosités disparues (rapportée dans le *Bull. de Soc. Anat.*, 1840, p. 227. — Pièce décrite dans *Atlas de lux. et fr.*, de Malgaigne, pl. XXI, fig. 5-6).

CONCLUSIONS

I. Il existe, en somme, comme on le sait depuis longtemps, deux variétés de luxations de l'épaule compliquées de fractures de l'extrémité supérieure de l'humérus.

II. Il est important de faire sans tarder le diagnostic exact, l'une des deux lésions passant facilement inaperçue. L'anesthésie et la radiographie le faciliteront beaucoup et permettront de se prononcer même dans les cas douteux. C'est de ce diagnostic que dépend le traitement.

III. La réduction immédiate de la luxation avec l'emploi consécutif du traitement approprié pour la consolidation de la fracture est difficile, aléatoire et même dangereuse. Elle est difficile, puisqu'elle ne peut être utilisée dans beaucoup de cas, et ne sert à rien dans ceux où il y a fracture du col anatomique. Elle est aléatoire, puisque la guérison de la lésion ne se fait pas plus vite que par la mobilisation. Enfin, elle est dangereuse puisqu'elle a lésé chez plusieurs ma-

lades les vaisseaux et nerfs de l'aisselle et amené de
la suppuration chez d'autres.

IV. La réduction après guérison de la fracture est
également aléatoire, réussit très rarement et n'est pas
rationnelle.

En outre, elle amène des fractures du col pendant
les manœuvres violentes indispensables et peut causer
des ruptures vasculaires ou nerveuses.

V. La méthode sanglante, essayée dans le but de réduire directement et à ciel ouvert la luxation, n'a
donné que des insuccès.

La résection de la tête humérale n'est pas indiquée
dans les cas ordinaires, celle-ci n'étant ni gênante ni
dangereuse.

Mais elle est parfaitement indiquée lorsqu'il existe
des complications vasculaires ou nerveuses, ou s'il y
a suppuration ; on a obtenu dans ces circonstances des
résultats variables : trois bons contre deux mauvais.

VI. Dans la plupart des cas, il est préférable d'aban-
donner toute tentative et de traiter immédiatement le
blessé par *le massage, l'électrisation et surtout des
mouvements appropriés, passifs d'abord, puis actifs,
avec la bande et le tube de caoutchouc.*

Pendant les vingt-cinq premiers jours, repos complet et immobilisation, en attendant que les phénomènes inflammatoires et douloureux aient disparu.
Le bras sera placé dans une gouttière ; on emploiera
les divers antiphlogistiques : glace, sangsues, ven-

touses, ou simplement le massage, qui est excellent.

On fera ensuite des mouvement passifs, très lents, puis progressivement, de plus en plus étendus, mouvements d'élévation et d'adduction, puis d'abduction, de rotation interne, de circumduction. Des mouvements actifs seront bientôt exécutés, d'abord avec la double bande de caoutchouc, ensuite avec l'appareil de Sandow. Ils alterneront avec les mouvements passifs. Il sera fait plusieurs séances par jour, et le chirurgien veillera à ce qu'elles soient bien faites, un peu de massage les précèdera.

Les mouvements seront arrêtés au point marqué par la douleur, car il importe d'aller lentement et sûrement.

Le traitement sera continué et surveillé jusqu'à ce que la main se place sur l'épaule du côté sain, atteigne la tête, approche en dehors de l'horizontale et arrive derrière le dos, tout ceci très facilement avec un faible poids.

L'électrisation et les bains sulfureux seront utilisés comme traitement auxiliaire.

VII. Le traitement sera de plus en plus difficile et réussira moins et moins vite, au fur et à mesure que la lésion deviendra plus ancienne.

VIII. Les malades pourront se soigner eux-mêmes, au bout de quelque temps, pourvu qu'on leur indique minutieusement tous les détails du traitement. Le mieux s'accentuera encore quand ils seront livrés à eux-mêmes et pourront travailler.

Les mouvements iront ainsi en augmentant et finiront par redevenir normaux ou à peu près, en tout cas, suffisants pour les exigences de la vie ordinaire, la seule chose que demandent en somme les malades.

INDEX BIBLIOGRAPHIQUE

American Journal of the medical Sciences, p. 173, 1884.

Anger (Benjamin), Traité iconographique des maladies chirurgicales, p. 21-85, pl. XXII.

Bonnet, Appareils du mouvement (1848. — Traité des maladies
des articulations, I, p. 132.

Bottentuit, Cité dans les thèses de Cézerac et Gallée.

Boyer, Traités des maladies chirurgicales, III.

Bulletin de la Société anatomique, 1840, Manzini; 1851-1852,
Lenoir, 1889, Mauclaire.

Bulletin de la Société de chirurgie :
1861 (11 juin). Lenoir, p. 160.

1852 (14 juillet). Marjolin, p. 17.

— (15 septembre). Richet, p. 111.

— (7, 13, 20, 27 octobre). Lenoir, Maisonneuve, p. 154
186, 194, 196.

1858 (2 juin). Lenoir, p. 521.

— (9 juin). Houël, p. 526.

1860 (21 mars). Richet, p. 175.

1862 (4 juin). Verneuil (observation de Champenois)
p. 281.

1879 (janvier). Desprès, p. 24 et 64.

— (août). Desprès, p. 742.

1882 (22 février). Polaillon, p. 100 et 129.

1895 (20 mars). Delorme, p. 219.

1896 (4 mars). Berger, p. 215.

1898 (30 novembre). Linon, p. 1062.

Bouilly, Manuel de path. ext. des 4 agrégés, IV.

Beninson, thèse de Paris, 1896.

Cahier, Traité de chirurgie de Le Dentu et Delbet.

Cezerac, De luxatione humeri, th. de Paris, 1778.

Champenois, Bull. de Soc. chir. (p. 281, 1862).

— Gazette des hôpitaux (n° 72, p. 288, 1862).

Charon, thèse de Paris, 1886.

Chassaignac, thèse de concours. Sur les fractures compliquées,
Paris, 1850.

Compendium chirurgie : Denonvilliers, Gosselin.

Cooper (A.) et (B.) Travers, Œuvres traduites de l'anglais par
Bertrand, t. I, 1822.

— Œuvres chirurgicales (traduites par Chassaignac et Riche-
lot), Paris, 1837.

— Dislocations and fractures, 1842.

Delpech, Malad. chirurg , III, p. 33, pl. XV.

Decamps, thèse de Paris, 1888.

Denucé, Nouv. Dict. de méd. et de chir. pratiques, 1865, II.
Art. Ankylose, p. 540.

Desault, Œuvres chirurgicales, I, p. 379.

Dupuytren, Clinique, III, p. 119.

— Lancette française, III, n° 1, p. 2.

Éphémérides médicales de Montpellier et Clin. des hôpitaux,
p. 378 ; 19 mai 1827.

Fabre, thèse de Paris, 1876.

France médicale, 1884, n°s 132-3-4 (Berger).

Gallée, De capitis humeri luxatione et colli ejusdem fracturâ
simultaneâ Thèse de 1786.

Gazette médicale, 1843. Riberi, p. 497.

Gazette des hôpitaux, 1889. Trélat.

Gurlt, Handbuch der Lehre von den Knochenbrüchen, p. 754-
755, 1864.

Hamilton, Traité des fractures et des luxations (traduction française, 1884).

Heister; Institutiones chirurgiæ, I p. 530.

Houghton, Gazette médicale, p. 48, 1845.

Journal de chirurgie de Malgaigne et *Revue médico-chirurgi-cale*, publiée sous sa direction depuis 1847.

    1843   I, p. 233.
    1845   III, p. 257 et 333.
    1846   IX, p. 180 (Peyrani).
    1853   XIII, p. 51 (Lefort) et 80.
    1855 XVIII, p. 20, 149 et 331.

Journal des progrès des sciences et instit. médic.; X, p. 249 (Warren).

Lafaurie, Etude sur les luxat. anc. Thèse inaugurale de 1869, t. VIII.

Laroche, Sur les lux. de l'humérus. Thèse inaugurale de Strasbourg, 1803.

Le Fort, Journ. encycl. des sc. méd. (Art. Vaisseaux axillaires, VII, p. 627).

Mabboux, Recueil de Mém. de méd. milit., 1877.

Malgaigne, Fractures et luxations, p. 548.

   — Leçons d'orthopédie, p. 85.

   — Atlas, pl. XXI, fig. 5-6.

Marchand, Sur les accidents qui peuvent compliquer la réduction des luxat. traumatiques. Thèse d'agrégation de 1875.

Mémoires de Soc. de chir., 1853, III, p. 445 à 468. Gosselin et Richet.

Morel-Lavallée, thèse de concours sur les luxat. compliquées, 1851.

Musée Dupuytren, Pièces 729 *a* et *b*. Catalogue d'Houel, 1878, III, p. 138-139.

Musée du Val-de-Grace. Pièce 563.

Nélaton, Eléments de path. chir. Paris, 1844, II, p. 230,

   — Traité de chir. de Duplay et Reclus, II.

Nimier, thèse de Paris, 1879.

Oger, thèse de Paris, 1884.

Ollier, Dict. encycl. des sc. méd. (Art. Ankylose. p. 183).

Panas, Nouv. Dict. de méd. et de chir. prat., 1870, XIII, p. 491, (art. Épaule).

Renard, thèse de Paris, 1874.

Revue de chirurgie, 1882, II (Polaillon).

   1887 (Polaillon).

   1890 (Hennequin).

   1892 (Poirier et Mauclaire).

Riberi, Gaz. méd., p. 497, 1843.

Ricard, Traité de chirurgie, II.

Robert, Clin. chir. de l'Hôtel-Dieu, Paris, 1860, p. 3.

Thamhayn, Ueber die mit Fractur des Collum humeri compli-
   cirten schulterluxationem (Inaug. Dissert., Halle, 1868).

Tillaux, Cliniques chirugicales.

Tripier, Congrès français de chirurgie, 1886.

Sandifort, Thesaurus dissertationum, I.

Sentoux, thèse de Paris, 1899.

Valentini, thèse de Paris, 1881.

Wanderquand, thèse de Paris, 18

TABLE

Lyon. — Imp. A. Rey, 4, rue Gentil — 28349